渡辺雄

食べてはいけない 10大食品添加物

GS 幻冬舎新書 732

まえがき

[紅麹コレステヘルプ]から学べること

市販の「加工食品」のほとんどに使われている「食品添加物」。それを長年、規制しているのは厚生労働省であり、本来なら同省は消費者の健康を第一に考えて、危険な添加物は使用禁止にすべきです。

ところが厚生労働省は、企業側の利益を優先させる傾向にあるため、それを実行しようとはしません。また、消費者庁は、食品表示について監督している官庁ですが、消費者側に立って、その業務を行なっているとはいえません。

そして2024年3月、小林製薬の[紅麹コレステヘルプ]を摂取した人の間で、腎障害をともなう健康被害の報告が相次ぎ、死者まで出て、大変な問題になりました。

この一件でも分かるように、**消費者庁も厚生労働省も、消費者の健康を守るというよ**

りは、**企業の利益を擁護するという立場をとっています。**こうした状況のなかでは、私たち消費者は、**自分で自分の身を守っていかなければならない**のです。

ご承知のように「紅麹コレステヘルプ」は「機能性表示食品」の一つです。機能性表示食品については本書で詳しく述べますが、「届け出制度」のあるこうした製品ですら、甚大な健康被害をもたらしました。

一般の加工食品は、見方によっては、さらにリスクが高いといえます。なぜなら届け出の必要がなく、安全性については企業が全責任を負うことになっているからです。しかも、**食品添加物まみれの加工食品が市場に出回っている**のです。

仮に食品添加物によって健康被害が発生したとしても、その因果関係をはっきりさせるのは、機能性表示食品よりも、さらに困難なのです。

「加工食品」は「原料」と「添加物」でできている

スーパーやコンビニなどに並んでいる飲み物、お菓子、ハム・ウインナーソーセージ、明太子・たらこ、お弁当、おにぎり、サンドイッチ、総菜、しょうゆ・みそ、サプリメントなどは、すべて加工食品です。

加工食品は、食品に加工を施したものをさし、法律によって「原材料名」の表示が義務づけられています。

実は、これらの加工食品は、すべて2種類の原材料で作られています。

一つは「食品原料」で、米、小麦粉、野菜、果物、肉、魚介、食塩、しょうゆ、砂糖などをさします。そして、もう一つが「食品添加物」で、着色料、香料、甘味料、保存料、調味料、発色剤などをさします。

食品原料は、人間の食の長い歴史のなかで安全性が確認されているものです。

一方、添加物はそうではありません。一般に使われ始めたのは第二次世界大戦後のことで、まだ80年くらいしかたっていないのです。

しかも、その安全性は、人間で確認されているわけではありません。ネズミやイヌなどの動物に投与して調べているにすぎないのです。

しかし、動物実験で分かるのは、がんや先天性障害（生まれつき体に障害がある）が発生するか、腎臓や肝臓などに障害が起こるか、体重が減るかなど、かなりはっきりと現れる症状です。

私たち人間が添加物をとった際の微妙な影響、すなわち歯茎や舌などの刺激感、胃が張ったり、もたれたり重苦しくなるなどの胃部不快感、下腹の鈍痛など、自分で訴えないと他人に伝わらないような症状は、動物では確かめようがありません。

さらに問題なのは、**その動物実験によって、発がん性や催奇形性**（胎児に障害をもたらす作用）**などの強い毒性が確認されたにもかかわらず、今も添加物として使用が認められているものが少なくない**ということです。

たとえば「赤色2号（赤2）」という合成着色料は、アメリカで行なわれた動物実験の結果、「発がん性の疑いが強い」という理由で、同国では使用が禁止されました。ところが日本では禁止されず、今も業務用かき氷シロップなどに使われているのです。

健康でいたいなら「10大食品添加物」を避けるしかない

では、私たち日本人が自分の身を守るためにはどうしたらいいのでしょうか？

それは、危険性の高い添加物を避けるという、現実的な方法をとるしかありません。

すなわち、本書で取り上げている「10大食品添加物」をとらないようにすることです。

　今や日本人の2人に1人ががんを発症していますが、とくに多いのが消化器系のがんです。国立がん研究センターの「がん統計予測」によると、2023年のがん罹患者数は合計103万3800人で、そのうち大腸がんが16万1100人でトップ、第2位が肺がんで13万2000人、第3位が胃がんで12万9900人です。

「10大食品添加物」のほとんどは発がん性が認められていたり、その疑いのあるものです。ですから、これらを避けるようにすることで、大腸がんや胃がん、さらにはその他のがんも防ぐことができると考えられます。

　さらに肝臓や腎臓の障害、免疫力の低下、先天性障害なども防ぐことができると考えられます。「10大食品添加物」のなかには、肝臓にダメージを与えたり、リンパ球を減らして免疫力を低下させたり、動物実験で催奇形性が認められたものがあるからです。

　こうした食品添加物は、いわば全身をめぐる「ミクロのカミソリ」のようなものです。細胞を切り裂いて破壊し、また遺伝子を傷つけて「がん細胞」という怪物を作り出すからです。

食品添加物の場合、製品に添加される量は少ないので、摂取した人がすぐに健康被害をこうむるというわけではありません。

しかし、**発がん性や催奇形性のあるもの、あるいは肝臓や腎臓などに悪影響をもたらすものの場合、微量とはいえ、長期間とり続けていると、がんが発生したり、それらの臓器の機能が低下するなどの障害が発生する**ことが考えられるのです。

私は現在69歳ですが、これまで入院したことは一度もありませんし、重い病気にかかったこともありません。つまり、ほとんど医者の世話になったことがないのです。これも、食品添加物を避け続けてきたからだと自負しています。

「10大食品添加物をとらない」という選択によって、みなさんの健康が維持されることを願ってやみません。

渡辺雄二

2024年5月

食べてはいけない10大食品添加物／目次

図版・DTP　美創

※本書は二〇一三年に刊行された『体を壊す10大食品添加物』のデータや内容を最新のものにアップデートするとともに、大幅に加筆を行なったものである。

第1章 絶対に食べてはいけない10大食品添加物

第1節　大腸がんや胃がんを引き起こす「発色剤・亜硝酸Na」

ハムやソーセージが大腸がんのリスクを高める

「今、あなたが食べているハムやウインナーソーセージは危険です」と言われたら、さぞかしビックリすることでしょう。しかし、これはまぎれもない事実です。

実はスーパーやコンビニなどで売られているハム、ウインナーソーセージ、ベーコンなどを食べていると、大腸がんになりやすくなってしまうのです。

新型コロナの感染症対策などで知られる世界保健機関（WHO）の専門組織である国際がん研究機関（IARC）は2015年10月、世界の研究論文約800本を分析した結論として、次のような発表を行ないました。

「ハムやソーセージ、ベーコンなどの加工肉を毎日続けて1日に50g食べると、直腸や結腸のがんになるリスクが18%高まる」

これは、WHOのプレスリリース「IARC Monographs evaluate consumption of red meat and processed meat」に掲載された内容です。

ですから、仮にこれらの加工肉を1日に300g食べたとすると、単純計算で18%×6(倍)=108%ということになり、確実に大腸がんになってしまうということなのです。

国際がん研究機関では、これらの加工肉を「グループ1(ヒトに対して発がん性がある)」の物質に分類しました。

ちなみに、国際がん研究機関は、発がん状況の監視、発がん原因の特定、発がん性物質のメカニズムの解明、発がん制御の科学的戦略の確立などを目指して活動している国際組織で、本部はフランスのリヨンにあります。

フランス、ドイツ、アメリカ、イギリス、カナダ、デンマーク、オランダ、スペイン、スウェーデン、スイス、韓国、日本など多くの国々が参加しており、それらの国から集まったがん研究者が日々研究を続けています。

なぜハムやソーセージががんを引き起こすのか

「どうしてふだん食べているハムやウインナーソーセージががんを引き起こすのだ！」と怒りにも似た感情をお持ちの方もいるでしょう。

その原因は、**添加されている発色剤の「亜硝酸Na（ナトリウム）」**です。それが発がん性物質に変化するからです。

みなさんはスーパーやコンビニでハムやウインナーソーセージを買ったことがあると思いますが、それらの裏側の「原材料名」には、「発色剤（亜硝酸Na）」と書かれています。日本ハム、伊藤ハム、丸大食品、プリマハムなど大手ハムメーカーの製品を一度じっくり見てみてください。必ずといっていいほどこの文字があるはずです。これが、大腸がんを引き起こす犯人なのです。

市販のハム、ウインナーソーセージ、ベーコンの主原料は豚肉ですが、豚肉にはミオグロビンなどの赤い色素が含まれています。しかし、それは時間がたつと酸化して変色するため、しだいに製品が茶色っぽくなってしまいます。

すると見た目が悪くなって、売れなくなってしまいます。それを防ぐ目的で使用されるのが、食品添加物の一種である発色剤の亜硝酸Naなのです。

亜硝酸Naはとても反応性の高い化学物質で、ミオグロビンなどと反応して鮮やかな赤い色素を作ります。そのためハムやベーコンなどは黒ずむことがなく、いつまでもピンクがかった美しい色を保つことができるのです。

ですから、亜硝酸Naはハムやウインナーソーセージ、ベーコンなどの製造に欠かせないものになっているのです。

しかし、亜硝酸Naは反応性が高いがゆえに、肉に含まれるアミンという物質とも反応してしまいます。**その結果、ニトロソアミン類という物質ができてしまうのですが、これが強い発がん性を持っている**のです。そのため大腸がんを引き起こすと考えられるのです。

市販のハムに大量の食品添加物が使われるワケ

昔ながらのハムを作るには、時間と手間がかかります。塩を溶かした水に肉を何日間も浸し、さらにじっくりとくん煙しなければなりません。塩水に肉を浸す工程はハム作りで最も重要なもので、肉に塩がしみ込んで保存性が高まり、味もよくなります。

ただし、これを十分に行なうためには、一般に1週間以上必要とされています。

これではハムを大量生産することはできなくなり、利益を上げることが困難になってしまいます。そこで、一般に大手ハムメーカーでは塩水を注射器のような機械で肉に注入するということが行なわれています。これで製造にかかる時間が大幅に短縮できるわけです。

この塩水には、タンパク成分が溶かされていて、それも一緒に注入されます。市販のハムの原材料名を見ると、「乳たん白（ぱく）」や「卵たん白」などと表示されていますが、これらがそうです。豚肉にこれらのタンパクを注入して嵩（かさ）上げを図っているわけです。

市販のハムは、どこか水っぽくて、しまりのない味がしますが、おそらくこうしたことが原因なのでしょう。

この塩水には、ほかにもいろいろなものが溶かされています。「水あめ」などの糖類、さらに「カゼインNa」「増粘（ぞうねん）多糖類」「リン酸塩（Na）」などの添加物、そして問題の発色剤「亜硝酸Na」が含まれているのです。

青酸カリと同程度の毒性?

亜硝酸Naは数ある添加物のなかでも、最も危険性の高いものです。なぜなら、急性毒性がとても強いからです。これまでに中毒事故を起こしていて、それらの事例から算出されたヒトの致死量は0・18〜2・5gとひじょうに少ないのです。

ちなみに、猛毒として知られる青酸カリ(シアン化カリウム)の致死量は0・15〜0・3gです。亜硝酸Naの致死量にはかなり幅がありますが、最小の0・18gは青酸カリの致死量とそれほど変わらないことになります。

仮にハムやウインナーソーセージなどに亜硝酸Naが一定量以上添加されたとすると、中毒事故を起こす心配があります。そのため厚生労働省では、添加できる量を厳しく制限しているのです。

ですから市販のハムやウインナーソーセージ、ベーコンを食べたからといって、すぐに具合が悪くなるということはないのですが、**それでもこんなに毒性の強い化学物質を食品に混ぜていいものなのかという、根本的な疑問が残ります。**

さらに亜硝酸Naは、前述のように肉に多く含まれるアミンという物質と反応して、発がん性のあるニトロソアミン類に変化するという大きな問題があります。

アミンは窒素（ちっそ）を含む物質で、植物や動物の体内に含まれ、とくに魚卵、魚肉、食肉に多く含まれています。

ちなみに、アドレナリンやノルアドレナリンなどのホルモン、アレルギー物質として知られるヒスタミンなどはアミンの一種です。

アミンには、化学構造によって第一級アミン、第二級アミン、第三級アミンがあります。これらのうちの第二級アミンと亜硝酸Naが反応すると、ニトロソアミン類という化学物質に変化するのです。そして、これには強い発がん性があるのです。

ニトロソアミン類は10種類以上知られていて、いずれも動物実験で発がん性が認められています。とくに代表的なN－ニトロソジメチルアミンの発がん性はひじょうに強く、**わずか0・0001〜0・0005％をえさや飲料水に混ぜてラットに与えた実験では、肝臓や腎臓にがんの発生が認められています。**

胃や腸で発がん性物質が発生

ニトロソアミン類は、酸性状態でできやすいことが分かっています。胃のなかというのは、塩酸から成る胃酸で満ちていて、強い酸性状態にあります。そこに、亜硝酸Naとアミンが同時に入ってくれば、それらが互いに反応してニトロソアミン類が発生することになります。

つまり、ハムやウインナーソーセージ、ベーコンを食べると、それらに含まれる亜硝酸Naとアミンが胃のなかで化学反応を起こして、強い発がん性のあるニトロソアミン類ができてしまうのです。

ちなみに、**亜硝酸塩**（亜硝酸Naは、亜硝酸塩の一種）**とアミンなどを動物に同時に投与した実験では、胃のなかでニトロソアミン類が発生して、がんができることが確認されています**（谷村顕雄著『食品添加物の実際知識第3版』東洋経済新報社刊）。

またハムやウインナーソーセージ、ベーコンの内部で亜硝酸Naとアミンが反応して、ニトロソアミン類が発生しているケースもあります。これまでの検査では、食肉製品、すなわち加工肉からしばしばニトロソアミン類が検出されているとのことです（泉邦彦著

『発がん物質事典』合同出版刊）。

加えて、豚肉に含まれるたんぱく質は胃や腸でアミノ酸に分解されますが、その一部が腸内細菌によってアミンに変化し、それが亜硝酸Naと反応してニトロソアミン類ができることもあります。

こうして胃や腸のなかでニトロソアミン類の発生が日々続いていると、大腸の粘膜細胞の遺伝子がニトロソアミン類によって変異してしまい、やがてがん細胞となり、それが増殖してがん細胞の塊、すなわちがんになると考えられるのです。

直腸と結腸に、がんが発生しやすい理由

大腸は、主に上行結腸、横行結腸、下行結腸、S状結腸、直腸に分けることができますが、がんが多く発生するのは、S状結腸と直腸であることが分かっています。ご承知のようにこれらの場所は、消化されて通過してきた食べ物＝便が溜まるところです。

ですから、便にニトロソアミン類などの発がん性物質が含まれていたとすると、それがS状結腸や直腸などに留まって、粘膜細胞に作用して遺伝子を変異させることになり

ます。

そして、それが繰り返されることによって細胞ががん化し、さらにがん細胞が増えていき、ついにはがんになると考えられるのです。

こうしたことの結果として、前述の国際がん研究機関の発表、すなわち「ハムやソーセージ、ベーコンなどの加工肉を毎日続けて1日に50g食べると、直腸や結腸のがんになるリスクが18%高まる」ということになると考えられます。

なお、下行結腸や横行結腸でも、少ないながらがんが発生することはあります。S状結腸や直腸に比べて便が留まる時間は短いですが、便に発がん性物質が含まれていた場合、それらの粘膜にも作用するからです。

ちなみに、市販のハムやウインナーソーセージなどには、いずれも酸化防止剤のビタミンCが添加されていますが（「酸化防止剤（ビタミンC）」と表示されている）、これはニトロソアミン類の発生を防ぐためです。ビタミンCには抗酸化作用があり、亜硝酸Naがアミンと反応するのを防ぐ働きがあるからです。

しかし、**いくらビタミンCを加えても、ニトロソアミン類の発生を十分に防ぐことは**

できないのが現実です。

あえて「亜硝酸Na」を添加する理由

亜硝酸Naが添加物として認可（指定）されたのは、1957年7月のことです。しかし、当時の厚生省では、その使用を本当は認めたくなかったようです。あまりにも毒性が強かったからです。

にもかかわらず認可されたのは、欧米で亜硝酸Naが使われていたことや業界からの強い要望があったからです。発色剤の亜硝酸Naは、業者にとってはとても便利な添加物なのです。

亜硝酸Naには、実は2つの働きがあります。一つは、前述したようにハムをきれいなピンク色に保つことです。そして、もう一つは食中毒の予防です。亜硝酸Naにはボツリヌス中毒の予防効果があります。

ボツリヌス中毒は、19世紀のヨーロッパでハムやソーセージを食べた人の間で発生しました。そして、日本でも時折発生しています。

日本で最初にボツリヌス中毒が報告されたのは、1951年のことです。北海道の岩内町でニシンの「いずし」を食べた14人が発病し、4人が死亡しました。

この中毒を起こすボツリヌス菌の作り出す毒素は、人間の中枢神経に作用し、その機能を麻痺（まひ）させます。その結果、視力障害、散瞳（さんどう）（瞳孔が開くこと）、運動障害、急性胃腸炎、粘膜出血、小脳・脊髄（せきずい）の出血、腎臓病などを起こし、重症になると死亡するのです。

亜硝酸Naは強い殺菌力があるため、ボツリヌス菌の増殖を抑えることができます。そのため欧米では、主に食中毒を防ぐ目的で添加されています。

ちなみに、**市販の大手ハムメーカーの透明な包装に入った亜硝酸Na添加のハムを、そのまま夏場に常温で数カ月間放置しておいたことがあるのですが、まったく腐ることがありませんでした。**

一方、それが添加されていないハムの場合、1週間ぐらいたつと包装が膨らんできて、ハムが腐ってしまいました。それだけ亜硝酸Naの殺菌力は強いということですが、裏を返すと、それだけ毒性が強いということでもあるのです。

しかし、ハムやウインナーソーセージを食べた人がボツリヌス中毒を起こしたのは19世紀のことです。当時は製造の際の衛生状態が悪かったので、ボツリヌス菌が入り込んで中毒が発生していたと考えられます。

現在はハムやウインナーソーセージなどの製造の際には衛生管理が徹底されているため、ボツリヌス中毒を起こすケースはまずありません。

後で述べますが、日本では亜硝酸Naが添加されていないハム、ウインナーソーセージ、ベーコンが売られていますが、ボツリヌス中毒が発生した事例はこれまでにありません。

スパムやコンビーフにも「亜硝酸Na」が!

加工肉の代表格は、ハムやウインナーソーセージ、ベーコンですが、それ以外にもあります。たとえば、スパム（ポークランチョンミート）。

スパムの原材料はハムやウインナーソーセージと同じく豚肉です。しかし缶詰であり、完全に密封されています。そのため、一度製品化されてしまえば、酸素とふれることがほとんどなく、また腐敗することもありません。

したがって、中身が黒ずむことは少なく、発色剤の亜硝酸Naを添加する必要はないと考えられるのですが、実際は違います。亜硝酸Naが使われているのです。しかも、酸化防止剤のビタミンCは使われていないのです。

前述のようにビタミンCは、ニトロソアミン類の発生を防ぐ目的でハムやウインナーソーセージなどに添加されているものです。ということは、スパムの場合、ハムやウインナーソーセージなどよりも、ニトロソアミン類ができやすいことになります。

また、コンビーフも缶詰のものが多いですが、これにも亜硝酸Naが使われています。ただし、こちらにはビタミンCが添加されています。それから焼き豚の場合、以前は亜硝酸Naが使われていない製品が多かったのですが、最近では使われている製品が多くなりました。ビタミンCもたいてい添加されています。

このほか、サラミはビールのつまみとして人気がありますが、これにも亜硝酸Naが添加されていて、ビタミンCも添加されています。ビーフジャーキーもつまみとして人気がありますが、亜硝酸NaとビタミンCが添加されています。

スーパーやコンビニのサンドイッチや弁当も要注意

ハムやウインナーソーセージはもちろん単独でも売られていますが、さまざまな食品にも使われています。その代表格がコンビニやスーパーなどで売られているサンドイッチです。

サンドイッチにはさまざまな種類がありますが、製品の多くにハムが使われています。ハムサンドやハムカツサンドにはもちろんのこと、ミックスサンドや野菜サンドにも使われていることがあります。

これらに使われているハムは通常のハムですから、発色剤の亜硝酸Naが添加されているものです。ですから、こうしたサンドイッチを食べ続けると、大腸がんになるリスクが高まることになります。

また、ホットドッグはウインナーソーセージをコッペパンに挟んだものです。製品によってウインナーソーセージの大きさはさまざまありますが、これにも亜硝酸Naが添加されています。

さらに、ウインナーソーセージはコンビニなどで売られているナポリタンなどのパスタにも使われています。それからカルボナーラの場合、ベーコンが入っている製品が多いので、注意してください。

このほか、コンビニやスーパーのお弁当にも注意する必要があります。ウインナーソーセージやハムを具材として使っている製品が多いからです。幕の内弁当はその典型でしょう。

とにかく、**ハム、ウインナーソーセージ、ベーコンなどが具材として入っている製品で、原材料名に「発色剤（亜硝酸Na）」と表示されているものは要注意**です。

「亜硝酸Na」不使用のハムやソーセージを選ぼう

ところで、市販のハムやウインナーソーセージ、ベーコンでも、発色剤の亜硝酸Naを使っていない製品もあり、スーパーなどで販売されています。

代表的なものは、**信州ハム（長野県上田市）の「グリーンマーク」シリーズの製品で**す。このシリーズのハム、ウインナーソーセージ、ベーコンには亜硝酸Naは使われていません。

たとえば、同社の「グリーンマーク　ローススライス」の原材料は、「豚ロース肉（輸入）、乳たん白、糖類（粉末水あめ、砂糖）、食塩、たん白加水分解物、酵母エキス、植物油脂／卵殻（らんかく）カルシウム、香辛料抽出物」です。どこにも「発色剤（亜硝酸Na）」の文字はありません。亜硝酸Naを使わずに製造しているのです。

「／」以降が添加物で、卵殻カルシウムと香辛料抽出物が使われています。いずれも天然添加物です。

卵殻カルシウムは、卵の殻から得られたカルシウム成分であり、安全性に問題はありません。また、香辛料抽出物は、ニンニクやコショウなど香辛料として使われているものから一定の成分を抽出したものであり、これも安全性に問題はありません。

このほか、「たん白加水分解物」は、肉や大豆などのたんぱく質を分解したものであり、添加物ではなく、食品に分類されています。

同社からは、「グリーンマーク　ボンレススライス」「グリーンマーク　あらびきポークウインナー」「グリーンマーク　ほそびきポークウインナー」「グリーンマーク　ベーコン」などが出ていますが、いずれも亜硝酸Naは使われていません。

大手スーパーも「亜硝酸Na」不使用製品を売り出している

大手スーパーも、ＰＢ（プライベートブランド）として亜硝酸Naを使用していないハムやウインナーソーセージ、ベーコンを発売しています。

セブン&アイ・ホールディングスでは、信州ハムと共同で亜硝酸Na不使用のハムやウインナーソーセージ、ベーコンを開発し、「セブンプレミアム」の商品として売り出しています。

たとえば、「セブンプレミアム　無塩せきポークウインナーあらびき」の原材料は、「豚肉（輸入）、豚脂肪、還元水あめ、食塩、水あめ、大豆たん白、ポークエキス、酵母エキス、たまねぎエキス、醸造酢、マッシュルームエキス、コラーゲン、香辛料／貝カルシウム、香辛料抽出物」で、これは前出の「グリーンマーク　あらびきポークウインナー」の原材料と同じです。

ほかにも、「セブンプレミアム　無塩せきスライスハム」「セブンプレミアム　無塩せきベーコン」などがありますが、いずれも亜硝酸Naは使われていません。

また、イオンの［トップバリュ フリーフロム］シリーズの製品も、亜硝酸Naは使われていません。［トップバリュ フリーフロム ローススライス］の原材料は、「豚ロース肉（アメリカ産）、乳たん白、糖類（水あめ、砂糖）、食塩、たん白加水分解物（乳成分・豚肉を含む）、酵母エキス、植物油脂」であり、別に添加物として「卵殻カルシウム、香辛料抽出物」と表記されています。亜硝酸Naは使われていないことが分かります。［トップバリュ フリーフロム ポークあらびきウインナー］［トップバリュ フリーフロム ポークほそびきウインナー］［トップバリュ フリーフロム ベーコンスライス］なども亜硝酸Naは使われていません。なお、これらの製品は、抗生物質を使わないで育てられた豚の肉を使用しているとのことです。

大手ハムメーカーの「亜硝酸Na」不使用の製品たち

大手ハムメーカーの製品でも、亜硝酸Naが使われていないものがあります。それは、**日本ハムの［アンティエ無塩せきソーセージ］シリーズ**です。

たとえば、［アンティエ無塩せきソーセージ レモン&パセリ］の原材料は、「豚肉

(輸入、国産)、豚脂肪、食塩、加工酢、ポークエキス、香辛料、豚コラーゲン、糖類(砂糖、水あめ)、レモン果汁／リン酸塩(Na)、香辛料抽出物」です。

添加物は、リン酸塩(Na)と香辛料抽出物のみです。リン酸塩(Na)は、肉類の組織の結着力や伸展性を高める目的で使われるものです。

ただし、とりすぎるとカルシウムの吸収が悪くなって、骨が弱くなる可能性があるので、あまり続けて食べないほうがよいでしょう。

香辛料抽出物は、コショウやニンニクなど香辛料として使われているものから抽出された成分なので問題ないことは前述の通りです。

このシリーズには、「アンティエ無塩せきソーセージ　ブラックペッパー」「アンティエ無塩せきソーセージ　オリーブ&バジル」などがありますが、いずれも亜硝酸Naは使われていません。しかも、とてもおいしいのです(個人の感想ですが)。

以上のようにスーパーなどでは、亜硝酸Naを添加していないハム、ウインナーソーセージ、ベーコンも売られていますので、それらを選ぶようにしてください。

一方、コンビニやスーパーなどで売られているサンドイッチの場合は、前述のように通常のハムが使われています。そのため、亜硝酸Naが含まれています。ホットドッグの場合も、通常のウインナーソーセージが使われています。

胃がんの発生率を高める、明太子とたらこ

ハムやウインナーソーセージなどと同様に、とくに避けるべき食品があります。それは明太子やたらこです。なぜなら、これらにも発色剤の亜硝酸Naが添加されていて、魚卵に多く含まれているアミンと反応してニトロソアミン類が生じるからです。

そのため明太子やたらこを頻繁(ひんぱん)に食べていると、胃がんになるリスクが高まります。実はそれを明らかにした疫学データがあるのです。

国立がん研究センター「がん予防・検診研究センター」（現・社会と健康研究センター）の津金昌一郎センター長らが、胃がんと食塩の摂取との関係について、40〜59歳の男性約2万人を対象に、約10年間の追跡調査を行ないました。

その結果、**食塩摂取量の多い男性ほど胃がんの発生リスクが高い**ことが分かりました。さらに、**明太子やたらこなどの塩蔵（塩漬け）魚卵を頻繁に食べている人は食べていな**

い人に比べて、2倍以上も胃がんの発生率が高かったのです。

ちなみに、国立がん研究センターといえば、ご存じのように日本のがん研究の中心となっている機関です。そして、これまで喫煙と肺がんとの関係を明らかにするなど、疫学調査の分野でもとても実績のある研究機関です。

塩蔵魚卵が胃がん発生率を高める

この調査では、塩蔵魚卵を食べる頻度を「ほとんど食べない」「週1〜2日」「週3〜4日」「ほとんど毎日」に分類しました。そして、それぞれのグループの胃がん発生率を調べたのです。

その結果、「ほとんど食べない」人の胃がん発生率を1とすると、「週1〜2日」が1・58倍、「週3〜4日」が2・18倍、そして「ほとんど毎日」は2・44倍にも達していたのです。

つまり、塩蔵魚卵をたくさん食べている人ほど発生率が高くなるという、比例関係になっていたのです。したがって、塩蔵魚卵が胃がんの発生率を高めているということはほぼ間違いないのです。

では、どうしてこんな結果になったのでしょうか？　その理由について、津金センター長は次のように分析しています。

「塩分濃度の高い食品は粘液を溶かしてしまい、胃粘膜が強力な酸である胃液によるダメージをもろに受けます。その結果、胃の炎症が進み、ダメージを受けた胃の細胞は分裂しながら再生します。そこに、食べ物などと一緒に入ってきた発がん物質が作用して、がん化しやすい環境を作るのではないかと推測されています」（津金昌一郎著『がんになる人ならない人』講談社刊）

つまり、食塩を多くとることで胃の粘膜が荒れてしまいます。しかし、粘膜は再生されますから、これでがんが発生するわけではありません。ところが、**再生する際、すなわち胃粘膜の細胞が分裂する際に、何らかの発がん性物質が作用することによって、がんができやすくなる**ということなのです。

その「発がん性物質」こそが、亜硝酸Naとアミンとが反応してできるニトロソアミン類と考えられるのです。

「タール色素」が、がんの発生を助長!?

明太子の原料となるスケトウダラの卵巣には、赤い色素が含まれています。ところが時間がたつと、それは酸化して黒ずんでいきます。すると、明太子が「まずそう」に見えてしまいます。そこで、亜硝酸Naが添加されるのです。

亜硝酸Naは赤い色素と反応して、安定した状態になります。これは鮮やかな赤い色なので、きれいな明太子であり続けるわけです。

しかし、亜硝酸Naは反応性が高いため、卵巣に含まれるアミンとも反応してニトロソアミン類ができてしまうのです。

さらに、明太子やたらこには、もう一つ、胃がんの発生リスクを高める添加物が使われています。それは、タール色素という着色料です。

明太子には赤いトウガラシが使われていますが、それだけでは、あの鮮やかな赤い色を出すことはできません。そこで、タール色素の赤色40号や黄色5号、赤色102号、赤色106号などが使われています。また、市販のたらこにも、赤色40号や黄色5号、赤色102号などが使われています。

これらのタール色素は、時間が経過しても、色が褪せるということがありません。したがって、いつまでも鮮やかな赤い色、あるいはピンク色を保つことができるのです。

タール色素については、第4節で詳しく説明しますが、日本では赤色2号、赤色40号、赤色102号、赤色106号、黄色5号など全部で12品目が添加物としての使用を認められています。

しかし、**これら12品目はこれまでの動物実験の結果やその化学構造から、いずれも発がん性が疑われている**のです。

したがって、亜硝酸Naとアミンが反応してできたニトロソアミン類、さらにタール色素によって胃の粘膜細胞の遺伝子が変異し、それが繰り返されることによってがん細胞が発生し、やがて胃がんになると考えられるのです。

「無着色」でも「亜硝酸Na」は使われている

一方、塩蔵魚卵の一種である、いくらはどうなのでしょうか？　以前は亜硝酸Naが添加された製品が多かったのですが、現在はほとんど添加されなくなっています。原材料名に「発色剤（亜硝酸Na）」の文字はほとんど見当たりません。

ただし筋子はまだ亜硝酸Naが添加された製品が多くなっています。さらに赤系のタール色素が使われている製品もあります。**表示をよく見て、「発色剤（亜硝酸Na）」、あるいは「赤○」などの文字のあるものは避ける**ようにしてください。

ところで、ハムやウインナーソーセージ、ベーコンの場合、前述のように亜硝酸Naが添加されていない製品が数多く売られています。明太子やたらこはどうなのでしょうか？

スーパーなどでは、「無着色」と表示された製品が売られています。つまり、タール色素などを使って赤く着色していることはないということです。しかし、そんな製品でも原材料名をよく見ると、「発色剤（亜硝酸Na）」の文字があるのです。

つまり、タール色素を使ってはいないが、亜硝酸Naはしっかり使っているということです。

亜硝酸Naを添加することで、魚卵が黒ずんで見た目が悪くなることを防いでいるのです。またハムやウインナーソーセージと同様に、腐敗するのを防いでいる面もあります。

私が調べた限りでは、市販されている明太子やたらこで亜硝酸Naが使われていない製品は、ほとんどありませんでした。

コンビニおにぎりは「亜硝酸Na」を使わなくなった！

明太子やたらこはコンビニやスーパーで売られているおにぎりにも具材として使われています。それらはどうなのでしょうか？

以前はコンビニおにぎりのなかに入っている明太子やたらこには亜硝酸Naが使われており、原材料名には「発色剤（亜硝酸Na）」の文字がしっかりありました。

しかし、私が本や雑誌などでコンビニおにぎりに入っている明太子やたらこに亜硝酸Naが添加されていることを取り上げ、その危険性をしつこく指摘し続けたこともあってか、現在は亜硝酸Naが使われなくなりました。

一度、セブン‐イレブン、ファミリーマート、ローソンの明太子おにぎりや、たらこおにぎりの原材料名をよく見てみてください。そこには「発色剤（亜硝酸Na）」の文字はほとんどないはずです（ただし、一部でこの文字があるものもあります）。

「本当に亜硝酸Naを使っていないのか？」という疑り深い人もいると思いますが、**私がセブン-イレブンの明太子おにぎりを製造している食品会社に確認したところ、「亜硝酸Naは使っていない」とはっきり答えました。**

もし使っているのに表示していない場合、食品表示法違反で摘発される恐れがあります。そして、それが報道されれば、セブン-イレブンの信用は地に落ち、売り上げは一挙に落ちることになるでしょう。そんな危険を冒すとは考えにくいので、おそらく本当に使っていないのだと思います。

代わりに天然着色料を使っている

では、どうやって黒ずみを防いでいるのでしょうか？

実は天然着色料のカロチノイド色素とベニコウジ色素を使うことで、赤く見せているのです。カロチノイド色素は、植物に含まれる橙色（だいだいいろ）の色素で、トウガラシ色素、トマト色素、ニンジンカロチンなどがあります。その由来から、ほとんど問題はありません。

一方、ベニコウジ色素は、ベニコウジカビの菌体より抽出された赤い色素です。それを5％含むえさをラットに13週間食べさせた実験で、腎臓の一部に壊死が認められたというデータがあります。

ただし、**かなり大量に投与した実験ですので、添加物として少量使われた場合は、おそらく影響はほとんどない**と考えられます。

ところで、ベニコウジと聞いて、小林製薬の「紅麹コレステヘルプ」を思い起こしたという人もいるでしょう。

まえがきでもふれましたが、これはベニコウジカビ＝紅麹菌と米や米胚芽からできる「紅麹」を原料として作られたサプリメントです。それを摂取した人の腎障害を伴う健康被害の報告が相次ぎ、死者も出ました。

ただし、その紅麹原料からは「プベルル酸」という物質が発見されています。プベルル酸は、もともとは青カビが作り出す物質です。マラリア原虫に対して強力な阻害効果があるとのことなので、毒性がかなり強いことがうかがえます。そのため、このプベルル酸が腎障害を引き起こしたのではないかと疑われているのです。

しかし、紅麴菌がプベルル酸を作ることはありません。今回のケースは、特殊な事例であり、紅麴菌から作られた「ベニコウジ色素（紅麴色素）」にはプベルル酸は含まれていません。

したがって、ベニコウジ色素によって、「紅麹コレステヘルプ」を摂取した人に起こったような腎障害が発生することはないと考えられます。

第2節 認知症と脳卒中を増やし、がんとも関係する「合成甘味料3品目」

「合成甘味料」で認知症や脳卒中のリスクが高まる！

砂糖などの糖類は、糖尿病や肥満の原因となるということで、消費者から避けられる傾向にあります。その代わりに使われているのが、合成甘味料（人工甘味料）の「アスパルテーム」「スクラロース」「アセスルファムK（カリウム）」です。

コーラ、サイダー、ジュース、スポーツドリンク、缶コーヒー、ノンアルコールビール、発泡酒などの飲料で、低カロリーまたはゼロカロリーの製品には、アスパルテーム、スクラロース、アセスルファムKが使われています。

ところが、これらの合成甘味料入り飲料を飲んでいると、今や社会問題になっている認知症、さらには脳卒中になるリスクが高まってしまうのです。

アメリカにおいて、これらの合成甘味料入りのダイエット飲料を1日1回以上飲んでいた人は、まったく飲まない人よりも、アルツハイマー型認知症および虚血性脳卒中になる割合が約3倍も高いという疫学データが、2017年4月に、発表されました。

ちなみに、医学的な研究では数十%の差があれば注目されるので、「約3倍」、すなわち「約200%」も割合が高いというのは、まさしく衝撃的です。

アメリカでは、早くから低カロリーあるいはゼロカロリーの合成甘味料が、コーラなどの清涼飲料に使われてきました。肥満や高血糖、そして心臓病になる人が多く、それを合成甘味料で防ごうという狙いがあったからです。

その合成甘味料とは、アスパルテーム、スクラロース、アセスルファムK、サッカリンNaなどです。

「合成甘味料」で認知症は2・89倍、脳卒中は2・96倍

ところが、これらの合成甘味料が、認知症や脳卒中になるリスクを高めてしまうのです。この事実を突き止めたのは、ボストン大学などの研究グループで、その研究成果を『Stroke (May 2017)』に、「Sugar-and Artificially Sweetened Beverages and the Risks of Incident Stroke and Dementia: A Prospective Cohort Study」というタイトルで発表しました。

それによると、同グループでは、マサチューセッツ州のフラミンガムという町で、1971年から住民の健康について継続的に調べています。

1991年から2001年の調査で、脳卒中については45歳以上の男女2888人、認知症については60歳以上の男女1484人を対象に、食生活などを詳しく聞きました。

そして、この約10年間で脳卒中になった97人と、認知症になった81人について分析を行ないました。

その結果、性別や喫煙習慣などが発症におよぼす影響を差し引くと、**合成甘味料入り**

のダイエット飲料を1日1回以上飲んでいた人は、まったく飲まない人よりもアルツハイマー型認知症になる確率が2・89倍、虚血性の脳卒中になる確率が2・96倍も高いことが分かったのです。

どうして認知症や脳卒中の発生率が高くなったのか、その理由については分からないということです。一方で、砂糖入り飲料を飲んでいた人の場合、認知症や脳卒中に対する目立った影響は認められなかったとのことです。

したがって、アスパルテーム、スクラロース、アセスルファムKなどの合成甘味料が、認知症や脳卒中の発生率を高めていることは間違いないと考えられるのです。

もともとこれら3品目の合成甘味料は、発がん性の疑いがあったり、肝臓にダメージを与えたり、免疫力を低下させるなどの問題点が指摘されているものなのです。

ガムやあめ、チョコに入っている「アスパルテーム」が脳腫瘍を起こす?

アスパルテームは清涼飲料のほか、ガムやあめ、ゼリー、チョコレート、清涼菓子、ダイエット甘味料など多くの食品に使われていますが、その安全性をめぐってはアメリカや日本で論争がずっと続いてきました。

アスパルテームは、アミノ酸のL－フェニルアラニンとアスパラギン酸、それに劇物（げきぶつ）のメチルアルコールを結合させたもので、砂糖の180〜220倍の甘味を持っています。

1965年にアメリカのサール社が開発したもので、アメリカやカナダ、フランスなどで使用が認められていました。日本では、味の素（株）が早くから輸出用として製造していました。

そして、**アメリカ政府の強い要望によって、日本でも1983年に使用が認可された**のです。これで、アメリカで製造されたアスパルテーム入りの食品が日本にも輸入できるようになりました。

アメリカでアスパルテームの使用が認可されたのは、1981年のことです。しかし、摂取した人たちから、頭痛やめまい、不眠、視覚・味覚障害などに陥ったという苦情が相次いだといいます。

アスパルテームは体内でメチルアルコールを分離することが分かっています。メチルアルコールは劇物で、誤って飲むと失明する恐れがあり、摂取量が多いと死亡することもあります。おそらく体内で分離されたメチルアルコールが、さまざまな症状を引き起こしたと考えられます。

さらにアスパルテームは、がんとの関係が取りざたされています。

TBSテレビが1997年3月に放送した、アメリカのCBSレポート「How sweet is it?」のなかで、がん予防研究センターのデボラ・デイビス博士は、「環境と脳腫瘍の関係を調べると、アスパルテームは脳腫瘍を引き起こす要因の可能性がある」と指摘しました。

また、ワシントン大学医学部のジョー・オルニー博士は、「20年以上前のアスパルテームの動物実験で認められたものと同じタイプの脳腫瘍が、アメリカ人に劇的に増えている」と警告しました。

「白血病やリンパ腫」を起こすというデータもあり

さらに2005年にイタリアで行なわれた動物実験では、アスパルテームによって白

血病やリンパ腫の発生が認められたといいます。

この実験は、同国のセレーサ・マルトーニがん研究所のモランド・ソフリティ博士らが行なったもので、8歳齢のオスとメスのラットに、異なる濃度（0〜10％の7段階）のアスパルテームを死亡するまで与え続けて、観察するというものでした。

その結果、メスの多くに白血病、またはリンパ腫の発生が見られ、濃度が高いほど発生率も高かったのです。また、人間が食品から摂取している量に近い濃度でも、異常が観察されました。

この実験結果から、アスパルテームが白血病やリンパ腫などを引き起こす可能性があることが分かったのです。

なお、アスパルテームには必ず「L－フェニルアラニン化合物」という言葉が添えられていますが、これには理由があります。

フェニルケトン尿症（アミノ酸の一種のL－フェニルアラニンをうまく代謝できない体質）の子どもがとると、脳に障害が起こる可能性があります。そのため注意喚起の意味で、この言葉が必ず併記されているのです。

「アスパルテーム」は人にがんを起こす可能性あり

これまでの研究データに基づいて、前出の国際がん研究機関（ＩＡＲＣ）は２０２３年７月、アスパルテームをグループ２Ｂ「ヒトに対して発がん性がある可能性がある（Possibly carcinogenic to humans）」の化学物質に分類しました。

これは「ヒトにおいて発がん性の限定的な証拠がある」「実験動物において発がん性の十分な証拠がある」「発がん性物質としての主要な特性を示す有力な証拠がある」のうちのいずれか一つを満たす場合に適用されるものです。

アスパルテームについては、アメリカや日本などで長い間その安全性をめぐってさまざまな議論が繰り返されてきましたが、これでいちおうの決着を見たといえるでしょう。

現在、アスパルテームは前述のように、数多くの食品に使われています。砂糖に比べてカロリーが少なく、ダイエット甘味料として使われているからです。

しかし、以上のような危険性を示す研究やデータがあるので、できるだけとらないようにしたほうが賢明です。

パンや菓子にも乱用される「スクラロース」と「アセスルファムK」

アスパルテーム以外にも、清涼飲料や缶コーヒーなどに盛んに使われている合成甘味料があります。スクラロースとアセスルファムKです。

これらは、ゼロカロリーや低カロリーをウリにしたパンや菓子類、梅干しなどにも使われています。

スクラロースもアセスルファムKも、体内で代謝されません。つまり、消化・分解されることがないのです。

そのため腸からは吸収されますが、そのまま血液とともに体内をグルグルめぐり、腎臓に達します。ですから、まったくエネルギーになることがなく、ゼロカロリーなのです。

現在、砂糖などの糖分を嫌う人が増えているため、こうした合成甘味料がやたらと使われています。

しかし本来、糖分が体に悪いということではないのです。むしろ糖分はエネルギー源としてとても重要なのです。とりわけ、ブドウ糖は脳のエネルギー源であり、ブドウ糖がなかったら、人間は生きていくことができません。必要な栄養素だからこそ、それを口にしたとき「甘い」と感じ、「おいしい」とも感じるのです。

ところが、最近では砂糖やブドウ糖などの糖分が、まるで悪者のように扱われ、低カロリーやゼロカロリーの食品がもてはやされています。

しかし、糖分をとりすぎることが体にとってよくないだけなのです。けっして糖分そのものが悪いわけではありません。したがって、糖分をとりすぎないように自己コントロールすればよいのです。

にもかかわらず、現実には糖分を排除しようという動きが、業界でも消費者の間でも強まっています。そして、舌の味細胞だけを刺激してエネルギーとはならない、スクラロースやアセスルファムKが乱用されているのです。

「有機塩素化合物」はどれも危険

スクラロースは、ショ糖（スクロース）の3つの水酸基（-OH）を塩素（Cl）に置き換えたものです。農薬の開発中に偶然発見されたといわれています。

日本では、1999年に添加物として認可されました。砂糖の約600倍の甘味があるとされます。

しかし、その化学構造から分かるように、悪名高い「有機塩素化合物」の一種なのです。

有機塩素化合物は、炭素を含む物質に塩素が結合したもので、人工的に作られたものがほとんどです。しかも、毒性の強いものがひじょうに多いのです。

農薬のDDTやBHC、地下水汚染を起こしているトリクロロエチレンやテトラクロロエチレン、カネミ油症事件を引き起こしたPCB（ポリ塩化ビフェニル）、猛毒のダイオキシンなどなど、有機塩素化合物はすべて毒性物質といっても過言ではありません。

ちなみに、カネミ油症事件とは、1968年に西日本を中心に発生した食品公害のことです。

カネミ倉庫という会社が製造していたカネミライスオイルを食べた人々が、顔や背中ににきび状の吹き出物ができたり、歯が抜けたり、激しい下痢（げり）を起こしたり、全身の疲労感などに襲われて、死亡した人もいました。

その原因は、カネミライスオイルに誤って混入していたPCBという化学合成物質だったのです。PCBには、微量のダイオキシン類が含まれていたことも分かっています。もちろん同じ有機塩素化合物でも、それぞれ毒性は違いますから、スクラロースが、PCBやダイオキシンなどと同様な毒性を持っているというわけではありません。もしも持っていたら、大変なことです。

しかし、スクラロースはまぎれもなく有機塩素化合物の一種であり、動物実験でも気になる結果が出ているのです。

スクラロースを5%含むえさをラットに4週間食べさせた実験で、脾臓と胸腺（リンパ球を成長させる器官）**のリンパ組織に萎縮が認められたのです。これは、免疫に悪影響がおよぶ可能性がある**ということです。

また、妊娠したウサギに体重1kgあたり0・7gのスクラロースを強制的に食べさせた実験では、下痢を起こして、それにともなう体重減少が見られ、**死亡や流産も一部で見られた**のです。

さらに、動物実験では、脳にまでスクラロースが入り込むことが分かっています。おそらく人間の場合も、同様なことがいえるのでしょう。

したがって、脳に影響を与えないのか心配されるのです。

軽視された「スクラロース」の毒性

ところが、当時の厚生省はこうしたデータを軽視し、食品添加物として使用を認可してしまったのです。これには、ある事情があります。

実はスクラロースはアメリカで使用が認められていて、さまざまな食品に使われていました。

肥満大国アメリカでは、カロリーの過剰摂取によって、肥満や糖尿病、心臓病などの人が増えていて、社会問題になっています。そこで、砂糖の代わりにゼロカロリーのスクラロースが盛んに使われるようになっていたのです。そのため、アメリカからスクラロースが添加された食品が、日本に輸出されるケースが増えることが予想されました。

その際、日本でスクラロースの使用が認可されていないと、それらの食品を輸入することができません。すると、非関税障壁ということで、アメリカ側から抗議を受けることになります。場合によっては、日米間の政治問題に発展する可能性もあります。そこで、**そうしたトラブルの発生を未然に防ぐために、スクラロースを認可した**のです。

スクラロースは分解されにくいため、ひじょうに安定していて、日本の食品メーカーにとっても使いやすいという面があります。

また、日本でも肥満や糖尿病などが問題になっていますので、企業としては、「ゼロカロリー」とうたうことで、消費者にアピールしやすいというメリットがあり、その使用を望んでいたのです。それらの事情から、1999年に使用が認められました。

しかし、私は有機塩素化合物の一種であるスクラロースが添加された食品や飲料は、怖くて口にする気になれません。しかも、変な甘さなのです。

何度か口に入れたことはありますが（後で吐き出しましたが）、甘いというより、むしろ苦いという感じで、砂糖のような心地よい甘さとは違うのです。

舌がしびれて、それは長時間続いた

それから、スクラロース入りの飲料やお菓子を口のなかに入れると、舌がしびれるのです。それは長時間続き、完全にそのしびれがなくなるまで、数日間かかりました。

ちなみに、舌は体を守るための敏感なセンサーです。体に害のあるものが口のなかに入ってきた際に、苦く感じたり、酸っぱく感じたりして異常を察知して、それが体内に取り込まれないようにしているのです。

その舌がしびれを感じ、それが長時間にわたって続いたのですから、スクラロースが体にとってよくないものであることは間違いないでしょう。

なかには、スクラロース入りの食品を食べると、体の調子が悪くなるという人もいます。私の知人にもいます。スクラロース入りのヨーグルトを食べたら、吐いてしまったという話を聞いたこともあります。

スクラロースは、体内で分解されることなく、腸から吸収されて肝臓を通過し、異物となって体中をグルグルめぐり、腎臓に達します。

おそらく長期間とり続けた場合、肝臓や腎臓に何らかのダメージを与えるのではないかと考えられます。

また、**動物実験の結果から、脾臓や胸腺のリンパ組織を萎縮させ、免疫力を低下させ**

る可能性があります。したがって、できるだけ摂取しないほうが賢明なのです。

動物実験で肝臓に悪いことが明らかに

もう一つのゼロカロリー甘味料であるアセスルファムKは、砂糖の約200倍の甘味があるとされます。スクラロースに続いて、2000年に使用が認可されました。

しかし、アセスルファムKも、動物実験で気になるデータがあるのです。イヌに、アセスルファムKを0・3％、もしくは3％含むえさを2年間食べさせた実験で、0・3％群ではリンパ球の減少が、そして3％群では肝障害が起こったときに増えるGPT（ALT、健康診断での肝機能検査で指標となる酵素の値）が増加し、さらにリンパ球の減少が認められたのです。

つまり、**肝臓にダメージを与え、また免疫力を低下させる可能性がある**ということです。

このほか、妊娠したラットにアセスルファムKを投与した実験では、胎児への移行が認められています。ですから、妊娠した女性が摂取した場合に、胎児に対して影響が出ないのか、心配されるのです。

ところが、スクラロースと同様にこれらのデータは軽視され、使用が認められてしまいました。事情はスクラロースと同じです。アセスルファムKもアメリカなどの諸外国で使用が認められているため、貿易の際に非関税障壁とならないように、旧・厚生省は早く認可したかったのです。もちろん日本の食品メーカーもそれを望んでいました。

アセスルファムKはスクラロースと同様に、多くの清涼飲料や菓子類などに使われています。しかし、これも体内で消化・分解されることなく吸収され、肝臓を通過して血液とともに全身をグルグルめぐり、腎臓に達します。

アセスルファムKが添加された飲料や食品を毎日食べた場合、前述のイヌの実験からも分かるように、肝機能に障害が現れる可能性があります。また、体の防衛軍である免疫にも悪影響がおよぶ可能性があります。

また、アセスルファムKの場合も、それが添加された飲料を口に入れると、舌がしびれ、その状態が長時間続きます。ですから、これも体にとってはよくないものと考えられるので、できるだけ摂取しないほうが賢明です。

「合成甘味料」を含まない飲料を選ぼう

スクラロースとアセスルファムKについては、旧・厚生省が「安全性に問題はない」と判断して、使用を認可したため、合法的に多くの食品に使われています。

しかし、その安全性は人間で確認されたものではないのです。すべてネズミなどの動物を使って調べられただけです。

しかも前述のように、安全性を疑わせる実験結果もあるのです。

したがって、人間が摂取し続けた場合、どうなるのかは本当のところは分かっていません。こうした化学合成物質は、できるだけとらないようにしたほうが賢明です。

なお、これらの合成甘味料を使っていない清涼飲料もたくさんあります。

たとえば、「ポカリスエット」(大塚製薬)、「カルピスウォーター」(アサヒ飲料)、「C.C.レモン」(サントリーフーズ)、「三ツ矢サイダー」(アサヒ飲料)、「オロナミンC」(大塚製薬)、「キリングリーンズフリー」(麒麟麦酒)などなど。

原材料名をよく見て、スクラロースやアセスルファムKという文字がある製品は、買わないようにしましょう。

第3節 発がん性の疑いの晴れない「合成甘味料・サッカリンNa」

一度使用が禁止された「サッカリンNa」

第2節で合成甘味料入りのダイエット飲料を飲んでいる人は、認知症や脳卒中になりやすくなるという疫学データを紹介しましたが、「サッカリンNa」もその合成甘味料の一つです。

日本ではサッカリンNaの使用が認められたのは、1948年と古く、現在も使われています。しかし、実は1973年4月に発がん性があるという理由で、いったん使用が禁止されたことがあるのです。

サッカリンNaに発がん性があるという情報は、アメリカからもたらされました。サッカリンNaを5％含むえさをラットに2年間食べさせた実験で、子宮がんや膀胱（ぼうこう）がんの発生が認められたというのです。そこで旧・厚生省は、使用を禁止する措置をとりました。

ところが、その後、実験に使われていたサッカリンNaには不純物が含まれていて、それががんを発生させたという説が有力になりました。そのため、同じ年の12月、使用禁止が解かれて、再び使えるようになったのです。そして、今も使われているのです。

1980年に発表されたカナダの実験では、**サッカリンNaを5%含むえさをラットに2世代にわたって食べさせたところ、2世代目のオス45匹中8匹に膀胱がんが発生**しました。

しかし、さらにその後、カニクイザルやアカゲザルなどを使った実験で、がんの発生が認められなかったため、使用が禁止されていないのです。

サッカリンNaは、ベンゼン（人間に白血病を引き起こすことが明らかになっている化学物質）に二酸化硫黄（SO_2）が結合し、さらに窒素（N）や酸素（O）、そしてナトリウム（Na）が結合したもので、その化学構造を見る限り、ベンゼンよりも毒性が強そうなのです。

それが今でも添加物として認められ、使われているのですから、何とも恐ろしい感じがします。

寿司のほか、歯磨き剤に使われる「サッカリンNa」

現在、サッカリンNaが添加された食品はそれほどありません。

ただし、**スーパーで売られている寿司に使われているケース**があります。**添えられているショウガの甘酢漬けに添加されている**ようです。また、**赤い酢ダコにも使われています。**

なお、サッカリンは水に溶けにくいため、あまり使われず、通常「サッカリン」といえば、サッカリンNaのことです。サッカリンにNa（ナトリウム）が結合したものです。

サッカリンNaで問題なのは、歯磨き剤に使われていることです。サッカリンNa配合の歯磨き剤はとても多いのです。

歯磨き剤は食品と違って、胃のなかに入れるものではありませんが、水で口をすすいでもサッカリンNaなどの成分が口内にわずかに残ります。そして、徐々に胃のなかにも入っていくと考えられます。さらに、腸から吸収されます。

サッカリンNa入りの歯磨き剤を使って歯を磨くということは、毎日口のなかにそれを入れるということです。

胃に到達するサッカリンNaはごく微量でしょうが、発がん性物質には「しきい値」がないので、危険なことに変わりはありません。

「しきい値」とは、これ以下なら安全という数値です。放射線や発がん性物質の場合、ごくごく微量であっても細胞の遺伝子を変異させるため、「しきい値」を設定することができないのです。

したがって、サッカリンNaに発がん性があるとすると、微量であっても毎日口内や胃の細胞に作用した場合、がんになる確率は高まると考えられます。ですからサッカリンNa入りの歯磨き剤の使用はやめたほうがよいでしょう。

歯磨き剤を使わなくても歯は磨ける

そもそも歯磨き剤は必要ないのです。テレビCMの影響によって、歯磨き剤を使うことが当たり前のようになっていますが、それは間違いなのです。単に歯ブラシで歯をよくブラッシングすればよいのです。

歯のブラッシングをきちんと指導している歯科医院では、歯磨き剤を使わずに、歯ブラシだけで指導しています。なぜなら、使わないほうが、虫歯や歯周病の原因となる歯垢（しこう）（プラーク）をきれいに落とすことができるからです。

歯垢とは、食べかすや細菌、細菌の代謝産物からなるもので、口内トラブルの元凶です。歯垢は歯の表面や歯と歯茎の間に付着し、それに含まれる細菌が食べかすを栄養にして毒素や酸を出します。それが原因で歯周病や虫歯が発生するのです。

歯周病は、歯茎に炎症が起こるばかりでなく、進行すると歯を支えている歯槽骨（しそうこつ）が溶けて歯が抜けてしまう怖い病気です。それを防ぐためには、いかに歯垢を取り除くかが最も重要なのです。

ところが、歯磨き剤を使うと、それに含まれる合成界面活性剤や防腐剤、酸化防止剤などの刺激によって、長い時間ブラッシングすることが困難です。

また、「歯磨き剤を飲み込んではいけない」という心理が働くので、どうしても磨く時間が短くなってしまいます。すると歯垢が十分除去されずに残ってしまい、歯周病になりやすくなるのです。

刺激の少ない石けん歯磨き剤がおすすめ

歯磨きの際には、歯磨き剤を使わないようにしてください。歯ブラシで十分にブラッシングをして、歯垢をきれいに落とすようにすれば、歯周病は防ぐことができます。

私の場合、25歳のときに歯磨き剤を使わないブラッシングの指導を受けて、その後ずっとそれを実践しているため、一度も歯周病になったことはなく、今でもきれいな歯茎を保つことができています。以前、歯科医院に行ったところ、「20代の歯茎をしている」と言われたことがあります。

しかし、歯磨き剤を使わないと「口のなかがサッパリしない」という人もいるでしょう。また、多少歯の表面が汚れてくる人もいると思います。そんな人には石けん歯磨き剤をおすすめします。

たとえば、**シャボン玉石けんの［シャボン玉　せっけんハミガキ］。合成界面活性剤や防腐剤を使っていないため、歯茎や舌に対する刺激がありません。**

成分は石けん素地のほか、炭酸Ca（カルシウム）やペパーミント、ソルビトール（糖アルコールの一種）などで、安全性の高い原材料が使われています。

刺激が少ないため、長時間ブラッシングをすることができ、歯垢をきれいに落とせます。

私は歯磨き剤を一切使わずにブラッシングをしていますが、多少歯が黒ずんでしまうことがあります。そんなときには石けん歯磨き剤を使っています。しばらく使うと、歯が白くなってきます。

みなさんも、ぜひ一度試してみてください。

「ヨードうがい薬」に使われている「サッカリンNa」

サッカリンNaは歯磨き剤のほかに、ヨードうがい薬にも使われています。冬になると、風邪予防のために市販のヨードうがい薬を使っているという人は少なくないと思いますが、実はそれは危険な行為なのです。

市販のヨードうがい薬は、「イソジンうがい薬」（シオノギヘルスケア）や「健栄うがい薬」(健栄製薬）など何種類か出ていますが、基本的にはどれも同じです。溶液１ml中にポビドンヨードという有効成分を70mg（約７％）含んでいます。

ポビドンヨードは、ヨウ素（ヨード）をポリビニルピロリドンという化学物質に結合させたもので、日本薬局方に収載された医薬品です。溶液が茶色い色をしているのは、ヨードが水に溶けているためです。

このほか、薬用添加物としてエタノール、l－メントール、香料、さらにサッカリンNaが使われているのです。サッカリンNaは甘味がありますので、ヨード液にあまみをつけて口に含みやすいようにしていると考えられます。

しかし、**風邪やのど荒れを予防するために、毎日ヨードうがい薬を使うということは、結果的に口内やのどにサッカリンNaが残留して、それらの細胞に作用する**ということなのです。

それによって遺伝子が変異してしまい、細胞が異常なものとなり、がん化につながる恐れがあります。加えて毎日サッカリンNa入りの歯磨き剤を使えば、その影響はさらに強まることになります。

「ヨードうがい薬」は風邪予防に効果がない

ところで、「ヨードうがい薬は風邪の予防に効果がある」と思っている人がほとんどだと思いますが、実際にはそうではないのです。実は水だけでうがいをしたほうが風邪を予防できるのです。それを明らかにしたのは、京都大学保健管理センター（現・健康科学センター）の川村孝教授の研究グループです。

同研究グループでは、2002～03年の冬季、北海道から九州まで全国18地域でボランティア387名を募り、くじ引きで「特にうがいをしない群」「水うがい群」「ヨード液うがい群」の3グループに分けました。そして、それぞれのうがい行動を2カ月間行なってもらい、風邪の発症率を調べました。

「ヨード液うがい群」については、説明書に従い、溶液2～4mlを水約60mlで薄めて、1日に3回以上うがいしてもらいました。一方、「水うがい群」は、水約60mlと条件を同じにして、1日に3回以上うがいしてもらいました。

なお、1日の平均うがい回数は、どちらも3・7回でした。

その結果、「特にうがいをしない群」では、風邪の発症率が、1カ月あたり100人中26・4人と、およそ4人に1人でした。

一方、「水うがい群」では、同じく17・0人と、明らかに発症率が低下していました。つまり、水でのうがいによって、風邪を明らかに予防できたということです。

では、「ヨード液うがい群」はどうかというと、同じく23・6人という結果でした。つまり、「水うがい群」よりも風邪の発症率が約1・4倍も高く、「特にうがいをしない群」とそれほど変わらなかったのです。

その理由について、調査を行なった川村教授は次のように分析しています。

「ヨード液がのどに滞在する細菌叢（さいきんそう）を壊して、風邪ウイルスの侵入を許したり、のどの正常細胞を傷害した可能性が考えられる」

結局、**風邪予防には、ヨードうがい薬は使わずに、水（水道水）でうがいすることが一番効果的**なのです。

なお、「正常細胞を傷害した可能性が考えられる」とのことですが、これはとても気になる点です。なぜなら、明太子やたらこを食べた際の胃の粘膜と同様と考えられるからです。

つまり、のど粘膜の正常な細胞が傷害を受けてしまい、それを修復するために細胞が増殖する際にサッカリンNaが作用します。すると遺伝子が変異して、胃がんの場合と同じようにのどにがんが発生すると考えられるのです。

「サッカリンNa」不使用のうがい薬も売られている

ドラッグストアなどで売られているヨードうがい薬の場合、ほとんどサッカリンNaが含まれていますが、少ないながら含まない製品もあります。その一つは、**大洋製薬の［コサジン・ガーグル「TY」うがい薬］**です。

有効成分は同じくポビドンヨードですが、薬用添加物として使われているのは次のようなものです。

「ヨウ化K（カリウム）、l－メントール、ユーカリ油、エタノール、プロピレングリコール、グリセリン」

つまり、サッカリンNaは含まれていないのです。なお、使われている薬用添加物は、いずれも安全性にそれほど問題はないものです。

私の場合、ふだんヨードうがい薬は使いませんが、口内や舌、のどに炎症が起きるなど、どうしても消毒する必要があるときにはこの製品を使っています。

第4節　すべて発がん性の疑いのある「合成着色料・タール色素」

ご飯につく福神漬けの不気味な赤い色

レストランや食堂などでカレーライスを頼むと、たいてい真っ赤な福神漬けがご飯に添えられています。なぜカレーに福神漬けなのか実に不思議ですが、それはともかくとして、その赤い色は不気味です。

とくに福神漬けによって赤く染められたご飯を見ると、不気味さは倍増し、「こんな赤いものを食べても平気なのか？」という思いがこみ上げてきます。

また、食堂やお祭りなどの屋台で売られている焼きそばには、真っ赤な紅ショウガが添えられています。これも福神漬けと同じで、めんを真っ赤に染めています。その赤い色も、やはり不気味です。

これらの赤い色は、合成着色料の「タール色素」によって作り出されたものです。紅ショウガには、**タール色素の赤色102号（赤102）**が使われています。**福神漬けには、赤色102号のほか、赤色106号（赤106）、黄色4号（黄4）、黄色5号（黄5）**などが使われています。

タール色素は、19世紀の中頃にドイツで開発されたものです。コールタールを原料に作られていたため、この名前がつけられました。その後、コールタールに発がん性があることが分かったため、現在は石油製品から作られています。

タール色素は染料として繊維や合成樹脂などに使われていましたが、化粧品や食品にも鮮やかな色を出すために使われるようになりました。

化粧品の場合、口紅などに使われています。また、石けんやボディソープ、シャンプー、消臭剤などの生活雑貨にも使われています。そして食品にも使われているのです。

現在、日本で食品添加物として認められているタール色素は全部で12品目あります。

プラスチックを混ぜるのと同じこと

タール色素は、福神漬けや紅ショウガなどの漬け物のほか、菓子パン、チョコレート、あめ、ゼリービーンズ、グリーン豆、清涼飲料など多くの食品に使われています。

この色素の特徴はいつまでたっても分解されず、色落ちしないことです。自然界にまったく存在しない化学合成物質であるため、微生物や紫外線などによって分解されることがないのです。また、一度体内に入ると、ほとんど分解されることなく「異物」となって体中をグルグルめぐります。

しかも、その化学構造から、発がん性や催奇形性の疑いのあるものが多いのです。**実際、一度添加物として使用が認められながらも、その後発がん性があるなどの理由で使用禁止になったものが、赤色1号、黄色3号、紫色1号など全部で18品目もあるの**です。現在、添加物として使用が認められているタール色素も、今後、使用禁止になる可能性があります。

食品の原料は、すべて自然界からとれたものです。土壌中の成分や水、そして太陽のエネルギーによって、炭水化物、たんぱく質、脂肪などのさまざまな成分が作り出され、それらを食品として人間が食べ、そして栄養分として吸収することによって、人間の体が作られ、維持されているのです。

ところが、タール色素のように自然界に存在しない化学合成物質は栄養になることはなく、単なる「異物」となって体中をめぐります。そして、各臓器や組織の細胞、さらに細胞の遺伝子にダメージを与える可能性があるのです。

タール色素は自然界に存在せず、環境中でも体内でも分解されないという点では、プラスチックと同じです。したがって、これらを食品に混ぜるということは、ある意味では、プラスチックを混ぜることと同じなのです。

したがって、本来なら食品に混ぜることなど到底、許されるべきではないのです。

イチゴ味のかき氷シロップに使われるが、アメリカでは禁止の「赤色2号」

現在、使用が認められているタール色素は、**赤色2号、赤色3号、赤色40号、赤色102号、赤色104号、赤色105号、赤色106号、黄色4号、黄色5号、青色1号、青色2号、緑色3号**の12品目です。

なお、食品の原材料名には、「着色料（赤2）」「着色料（黄4）」「着色料（青1）」などと表示されています。

実はこれらのなかで、赤色2号については、アメリカで発がん性の疑いがあるとして使用禁止になっているのです。

アメリカ食品医薬品局（FDA）が、赤色2号を0・003〜3％含むえさをラットに131週間食べさせた実験で、高濃度投与群では、44匹中14匹にがんの発生が認められました。

一方、対照群では、がんの発生は44匹中4匹でした。

そのためFDAは「安全性を確保できない」として、赤色2号の使用を禁止したのです。

ところが、日本の厚生労働省は、今でも使用を認めているのです。

こうした発がん性の疑いのある添加物は、すぐさま使用を禁止すべきだと思うのですが、消費者よりも業者の利益を優先させる厚生労働省は、禁止にはしていないのです。

ただし、食品メーカーも赤色2号は問題と考えているようで、現在はほとんど使われていません。赤色2号はひじょうに鮮やかな赤色にできるため、昔はかき氷のシロップによく使われていましたが、今は市販のシロップには使われていないのです。

しかしながら、業務用のシロップには今でも使われています。お祭りや縁日などに屋台が出ますが、そうしたところで売られているイチゴ味のかき氷には、赤色2号が入ったシロップが使われることが多いのです。

また、ディスカウントストアなどで、業務用シロップが売られていることがありますが、それにも含まれているので注意してください。

「タール色素」の恐ろしい毒性

赤色2号は、アゾ結合という独特の化学構造を持っているのですが、同様に赤色40号、赤色102号、黄色4号、黄色5号もアゾ結合を持っていて、化学構造も似ています。したがって、これらも発がん性の可能性があるのです。

さらに、赤色40号については、ビーグル犬を使った実験で、腎臓の糸球体の細胞に異常が認められています。人間が摂取した場合も、腎臓にダメージをおよぼす可能性があります。

また、赤色102号の場合は、2％含むえさをラットに90日間食べさせた実験で、赤血球とヘモグロビン値の低下が認められています。これは、貧血を起こす可能性があるということです。

黄色5号については、1％含むえさをビーグル犬に食べさせた実験で、体重減少や下痢が見られました。

このほか、赤色102号、黄色4号、黄色5号については、人間にじんましんを起こすことが知られていて、皮膚科医の間では警戒されているのです。これらは漬け物や菓子類などによく使われています。アレルギーを起こしやすい人、とくにじんましんを起こしやすい人は要注意です。

残りのタール色素も、いずれも安全性が疑わしいものばかりです。青色1号、青色2号、緑色3号については、ラットに注射した実験で、がんが発生しました。そのため、発がん性の疑いが持たれています。

赤色3号については、ラットを使った実験で甲状腺腫の明らかな増加が、赤色105

号については、同様な実験で肝障害が起こったときに増えるGPT（ALT）とGOT（AST、GPTと同様に肝機能検査で指標となる酵素の値）の増加が認められました。

また、赤色104号は、海外では発がん性の疑いがあるとして、使用が認められていない国があります。赤色106号も同様な理由で、海外ではほとんど使用が認められていません。

このように、**現在日本で使用が認められている12品目のタール色素はすべて問題がある**のです。そのため、最近では天然着色料が使われる傾向にありますが、鮮やかな色を長期にわたって保ちたいという理由で、今でもタール色素が使われているケースも多いのです。

なぜ漬け物を食べる人に胃がんが多いのか

ところで、前に明太子やたらこを頻繁に食べている人は胃がんの発生率が高いという疫学調査を紹介しましたが、この調査では、漬け物と胃がんの関係についても調べています。

漬け物を食べる頻度を、「ほとんど食べない」「週1〜2日」「週3〜4日」「ほとんど毎日」に分類して、胃がん発生率との関係を調べたのです。

その結果、「ほとんど食べない」を1とした場合、「週1〜2日」が1・54倍、「週3〜4日」が2・71倍、「ほとんど毎日」が2・35倍でした。

明太子やたらこのように完全な比例関係にはなっていませんが、漬け物を食べている人のほうが胃がんの発生率が高いのは明らかです。とくに「週3〜4日」の場合、かなり高い割合で胃がんが発生しています。

ということは、やはり漬け物が胃がん発生に関係していると考えるべきでしょう。

そのメカニズムは、明太子やたらこと同じと考えられます。つまり、漬け物に含まれる塩分によって胃の粘液が溶かされ、粘膜が胃酸によってダメージを受けて炎症を起こし、それを修復するために粘膜の細胞が分裂を繰り返します。

その際に、何らかの発がん性物質が作用して、細胞ががん化するというものです。

では、その「発がん性物質」とは何でしょうか？

ここで考えられるのが、タール色素なのです。漬け物にはいろいろ種類がありますが、

紅ショウガ、福神漬け、柴漬け、たくあんなどの着色には赤色102号、赤色106号、黄色4号、黄色5号などのタール色素が使われることが多いのです。

したがって、それらが細胞の遺伝子に作用して、細胞を突然変異させ、がん化につながったということが考えられるのです。

ただし、これはあくまでも一つの見方です。漬け物と一口にいっても家で漬けたぬか漬けや塩漬け、それから野菜色素などの天然着色料を使ったものもありますので、一律にタール色素が使われているというわけではありません。

しかし、そういう点を考慮しても、漬け物を頻繁に食べる人に胃がんが多いということからは、やはりタール色素が一つの影響要因になっているということが考えられるのです。

「タール色素」はアレルギーも起こす

タール色素は、もう一つ問題を抱えています。それは、アレルゲンになるということです。前にも書いたように赤色102号、黄色4号、黄色5号はじんましんを起こすものとして、皮膚科医の間では警戒されています。

これらは最もよく使われているタール色素ですが、ほかのタール色素もじんましんなどを起こす可能性があると考えられます。

じんましんはアレルギーの一種であり、それは免疫の働きによって起こります。そのメカニズムは、次のようなものです。

まず、じんましんを起こすアレルゲン（魚介類、肉類、卵、添加物など）が口から入ってきて、それらのアレルギー成分が体内に侵入してきたとします。すると、それを免疫が察知して、ヘルパーT細胞という免疫細胞が、B細胞という免疫細胞に指令を出します。

B細胞はその指令に従って、抗体というものを作り出します。すると、抗体はマストセル（肥満細胞）という細胞の表面にくっつきます。肥満細胞は肥満を起こすというわけではなく、丸く太ったように見えるので、こんな名前がついています。

これだけではアレルギー反応は起こりません。

ところが、アレルギー成分が再び侵入してくると、それをマストセルがキャッチして、マストセルからヒスタミンやロイコトリエンといった生理活性物質が放出されます。これらの物質は、血管を拡張したり、血管の壁から物質が通り抜けやすいようにするなどの作用があります。

その結果、血液から血しょう成分が漏れ出して、皮膚が赤くなったり、かゆくなったりするのです。これは、一種の防御反応であり、また警告反応ともいえます。つまり、その人にとってうまく処理できない成分が入ってきたときに、それを免疫が察知して、血液から排除しようとすると考えられます。それが、じんましんとなって現れるのです。また、**体が「もうこんな成分を取り込まないようにして」と訴えている**という見方もできます。

タール色素はいずれも、体にとっては異物であり、プラスになるものではありません。それは、血流に乗って体中をグルグルめぐり、臓器にあるいは細胞の遺伝子に障害をもたらす可能性があります。それを体の免疫が素早く察知し、警告を発するとともに、排除しようとすると考えられます。その表れがじんましんなのです。

ですから、じんましんが出たら、すぐさま食べるのをやめるようにしなければならないのです。

人間は体に悪い食品に気づく味覚と嗅覚を持っている

免疫は体を守るための重要なシステムですが、ほかにも体を守る仕組みが人間には備わっています。それは、五感です。

人間には、味覚、嗅覚、視覚、聴覚、触覚がありますが、それらは自己を守る重要な感覚でもあるのです。

その最たるものは、嗅覚です。体に害のあるものに対しては、嫌な臭いとして敏感に察知して、吸い込んだり、食べたりしないようにして体を守ります。

たとえば、農薬や消毒薬などの場合、それらから漂ってくる臭いを不快なものとして認識し、摂取しないようにしているのです。

味覚も同様です。腐った食べ物を誤って食べてしまった場合、変な味だと感じて、すぐさま吐き出します。そのまま飲み込んでしまえば、食中毒などを起こすからです。

つまり、味覚によって体を守っているのです。

視覚もそれに近い機能を備えていると考えられます。たとえば、紅テングタケという毒キノコがありますが、実に赤い不気味な色をしています。その色は、どう見ても体によさそうではありません。それを直感的に人間は感じ取るのです。そして、「これは食べないほうがよさそうだ」と感じるのです。

では、紅ショウガや福神漬けの人工的で鮮やかすぎる赤色はどうでしょうか？　その色はどう見ても不気味であり、体にとって好ましいものではないことを直感させるはずです。そう感じ取れば、当然ながら食べることに抵抗を覚えるでしょう。

こうした鮮やかでどぎつい色を「気持ち悪い」と感じるか、逆に「おいしそう」と感じるかは人それぞれだと思いますが、この感じ方が、合成着色料に対する意識の違いになると考えられます。

「気持ち悪い」と感じる人は、メロンソーダの鮮やかな緑色やカクテルのブルーハワイの青色に対しても、疑問や抵抗を感じるでしょう。

一方、「おいしそう」と感じる人は、それらに対しても何も抵抗を感じることはないはずです。

私としては**消費者に、もっと五感を働かせてほしい**と思っています。「この真っ赤な色は何？」「この緑色は体に害はないのか？」と素朴な疑問を持ってほしいのです。そうすれば、真っ赤な紅ショウガや福神漬け、真緑のメロンソーダに警戒感を持つようになるはずです。

そして、口に入れるのを躊躇（ちゅうちょ）するようになるはずです。

そうした人が増えれば、タール色素はだんだん使われなくなっていくでしょう。

第5節　発がん性と催奇形性が明らかな「防カビ剤・OPPとTBZ」

オレンジやグレープフルーツに使われる危険な添加物

発がん性が明らかとなり、本来は禁止されるべきなのに、アメリカ政府の圧力によって今でも使用が認められている添加物があります。

輸入されたレモンやオレンジ、グレープフルーツ、あるいはスイーティー（グレープフルーツとブンタンを掛け合わせたもので、イスラエルなどで生産されている）などに使われている防カビ剤（防ばい剤）の「ＯＰＰ（オルトフェニルフェノール）」と「ＯＰＰ－Na（オルトフェニルフェノールナトリウム）」です。

これらは、過去に東京都立衛生研究所（現・東京都健康安全研究センター）が行なった動物実験によって、発がん性が確認されているのです。

ところが、旧・厚生省はそれを受け入れようとはせず、使用禁止にしなかったのです。そのため、**今でもＯＰＰとＯＰＰ－Naは、防カビ剤として輸入のかんきつ類に使われ、それらの皮や果肉に残留しています**。したがって、それらを食べることは、がんになる確率を高めることになると考えられます。

また、同じ防カビ剤の「ＴＢＺ（チアベンダゾール）」は、同研究所の動物実験で催奇形性が認められています。妊娠している女性が催奇形性のある化学合成物質を摂取した場合、胎児に先天性障害が起こる危険性があります。

しかし、この実験結果についても旧・厚生省は受け入れようとせず、今でも使用が認められているのです。

レモンやオレンジ、グレープフルーツ、スイーティーの場合、主にアメリカやイスラエルなどで収穫されたものが、日本に輸出されています。それらの産地は、遠く離れています。

したがって、収穫された果実が船で運ばれてきた場合、日本に着くまでに数週間かかります。その間に、腐ったり、カビが生えるということが起こります。それを防ぐためにＯＰＰやＯＰＰ－Na、ＴＢＺが使われているのです。

アメリカ政府の圧力で「ＯＰＰ」が認可される

ＯＰＰの使用が日本で認可されたのは１９７７年ですが、その認可をめぐっては、アメリカ政府との激しい「綱引き」がありました。その2年前の１９７５年4月のこと、当時の農林省が、アメリカから輸入したグレープフルーツ、レモン、オレンジの検査を行なったところ、グレープフルーツからＯＰＰが検出されました。

当時、アメリカではＯＰＰがカビの発生を防ぐために使われていたのですが、日本ではまだ食品添加物として使用が認められていませんでした。つまり、食品衛生法に違反していたのです。

そこで、当時の厚生省は輸入した業者に対して、違反しているかんきつ類を廃棄することを命じました。そのため、それらは海に捨てられました。

ところが、**アメリカ国内では、この処置に対して怒りの声が湧き上がりました。**

それは当然のことかもしれません。アメリカでは流通が認められている果物が、日本で拒否され、廃棄されたのですから。

そこでアメリカ政府は、OPPの使用を認めるように、日本政府に圧力をかけてきました。当時の農務長官や大統領までもが、日本政府の首脳にOPPを認可するように迫ったといいます。

OPPは、かんきつ類を船で輸送する際に発生する白カビを防ぐのにどうしても必要であり、OPPが使えなければ、かんきつ類を日本に輸出できなかったからです。

この頃日米間では、貿易摩擦が起こっていました。日本から自動車や電化製品が大量に輸出され、貿易のアンバランスが生じていたのです。アメリカ政府は、その見返りに牛肉とかんきつ類の輸入を求めていました。

もし、日本政府がＯＰＰを認可しなければ、アメリカ側はかんきつ類を輸出できず、アメリカ政府が非関税障壁として、対抗措置を講じることが考えられました。つまり、日本の自動車や電化製品の輸入を制限する可能性があったのです。

そこで、ＯＰＰを認可するか否かは、「高度な政治判断」というものに委ねられることになり、結局、１９７７年４月にその使用が認可されたのです。

その際、ＯＰＰにNa（ナトリウム）を結合させたＯＰＰ－Naも一緒に認可されました。

発がん性が認められた「ＯＰＰ」

そんな経緯で使えるようになったＯＰＰですが、実はかつて農薬として使われていたものなのです。日本では、１９５５年に殺菌剤としての使用が認められました。ただし、１９６９年に登録が取り消されたため、農薬としては使えなくなりました。

農薬は昆虫や細菌を殺したり、雑草を枯らすなど毒性の強い化学合成物質です。それを食品に使用する添加物として認めるのはおかしい、誰もがそう思うはずです。役所に勤める人にもそう感じる人たちがいました。東京都立衛生研究所の研究者たちです。

彼らはOPPの安全性に疑問を抱き、動物を使ってその毒性を調べることを決意しました。そして、**OPPを1・25％含むえさをラットに91週間食べさせる実験を行なったのです。その結果、83％という高い割合で膀胱がんが発生した**のです。

東京都立衛生研究所は、いうまでもなく公の研究機関です。地方公共団体の研究所のなかでも規模が大きく、実績のある所です。そこが、こうした実験結果を発表したのですから、厚生省はそれを受けて、OPPの使用をすぐに禁止するのが普通です。

ところが、そうはなりませんでした。「国の研究機関で追試を行なう」などといって、その結果を棚上げにしてしまったのです。

そして、追試した結果、がんの発生は認められなかったとして、結局、OPPを禁止しませんでした。そのため、OPPは今でもグレープフルーツやレモン、オレンジなどに使われているのです。

この際に、政治的な判断が働いたであろうことは、容易に想像できます。アメリカ政府は強い圧力をかけて、やっと日本政府にOPPの使用を認めさせました。そして、かんきつ類の輸出ができるようになりました。そんな状況のなかで、日本政府が、すぐにその使用を禁止したら、貿易摩擦が再燃するのは明らかです。それを日本政府は避けたかったのでしょう。

しかし、そうした措置によって、私たち日本人はＯＰＰの脅威にさらされることになったのです。

お腹の子どもに先天性障害が認められた「ＴＢＺ」

もう一つの防カビ剤・ＴＢＺについても事情は同じです。厚生省は、ＯＰＰを認可した翌年の１９７８年、ＴＢＺも防カビ剤として認可しました。ＯＰＰとＴＢＺを併用すると防カビ効果が一段と高まるからです。

スーパーで売られているグレープフルーツやオレンジなどの袋を一度見てください。たいてい小さな文字で、ＯＰＰ、ＴＢＺと表示されているはずです。

しかし、ＴＢＺはれっきとした農薬なのです。１９７２年に農薬（殺菌剤）として登録されたものです。そして、２００６年に失効するまで使われていました。

当然ながら東京都立衛生研究所の研究者たちは、ＴＢＺも危険性が高いと判断し、動物実験を行ないました。

マウスに対して体重1kgあたり0・7〜2・4gを毎日、経口投与して観察したのです。その結果、お腹の子どもに外表奇形と骨格異常、とくに口蓋裂（こうがいれつ）および脊椎癒着（せきついゆちゃく）が認められました。

また、妊娠ラットに対して体重1kgあたり1gのTBZを1回だけ経口投与した実験でも、お腹の子どもに手足と尾の奇形が認められました。つまり、TBZには催奇形性があることが証明されたのです。

ところが、厚生省はこの実験結果も無視しました。そのため、TBZは今でもOPPと同様に使用が認められているのです。

輸入されたレモン、オレンジ、グレープフルーツなどにはOPPまたはOPP－Na、TBZが使われています。そして、袋やパック入りの製品には、それらが表示されています。

添加物の表示については、容器・包装に入っているものに対して行なうのが原則なので、バラ売りされている果物は一般にはその対象になりません。

しかし、レモン、オレンジ、グレープフルーツなどについては、ＯＰＰ、ＯＰＰ－Na、ＴＢＺなどの防カビ剤が使用されている場合、その旨の表示を指導するように、消費者庁が各都道府県などに求めています。そのため、バラ売りの場合でも、ポップやプレートなどによって、表示がなされているのです。

ただし、各自治体によって指導がまちまちなようで、表示されていないケースもあります。

知人（東京都在住）からこんな話を聞きました。彼女はいつも近所のチェーン店のスーパーでオレンジやグレープフルーツを買って食べているとのこと。売り場にＯＰＰやＴＢＺについての表示がないため、てっきり使っていないものだと思っていたそうです。あるとき、ふと思い立ってスーパーに電話したときのやりとりは次の通りだったそうです。

知人「オレンジ売り場にＯＰＰやＴＢＺについての表示はありませんが、使用していないのでしょうか？」

店側「いいえ、使っていますよ。今輸入されているオレンジやグレープフルーツ、レモンでOPPやTBZが使われていないものはないんじゃないでしょうかね」
知人「でも、売り場にそのような表示はないですよね？」
店側「レモン売り場に一括して表示してあります」
知人「レモンと、オレンジやグレープフルーツは置かれている場所が違うのに、一括表示なんておかしくないですか？」
店側「分かりました。それらの場所にも表示しておきます」

このやりとりから、表示が十分には行なわれていないことが分かります。

一般に輸入かんきつ類は船での輸送に日数がかかるため、カビの発生や腐敗を防ぐために防カビ剤を使わざるを得ません。アメリカ、オーストラリア、南アフリカ、イスラエルなど遠くの国から輸入されたオレンジ、グレープフルーツ、レモンなどについては、とくに「防カビ剤不使用」などの表示がない限り、防カビ剤が使われていると思ったほうがよいでしょう。

アメリカの利益を優先した旧・厚生省

輸入のかんきつ類には、別の防カビ剤も使われています。それは、イマザリルという化学合成物質です。これが認可されたのは、1992年11月ですが、その経緯は信じられないような不合理なものでした。

当時、アメリカから輸入されたレモンについて、市民グループが独自に検査したところ、ある農薬が検出されました。それが、イマザリルだったのです。レモンが腐ったり、カビが生えたりしないように、ポストハーベスト（収穫後に使用する農薬）として使われていたのです。

この事例は、1975年にグレープフルーツからOPPが検出されたケースに似ています。その際、OPPは添加物として認可されていなかったため、そのグレープフルーツは海に廃棄されたのでした。同様にイマザリルも添加物として認可されていませんですから、前と同じように廃棄されてしかるべきです。

ところが、過去にそれを行なって、アメリカ政府から猛抗議を受けたという苦い経験を持つ当時の厚生省は、驚くべき行動に出たのです。なんと、すぐさまイマザリルを食品添加物として認可してしまったのです。

そのため、輸入かんきつ類にイマザリルが残留していても、食品衛生法に違反しないことになりました。こうしてイマザリルを使用したかんきつ類が堂々と輸入されるようになったのです。

ここからも、同省が日本の消費者よりも、アメリカの政府や業者の利益を優先させていることが分かります。行政がこうした状態なのですから、消費者は自分の健康は自分で守らなければならないのです。

イマザリルは、日本では農薬に登録されていませんが、アメリカではポストハーベストの農薬として使われているようです。急性毒性が強く、ラットを半数死亡させる経口致死量は、体重1kgあたり277〜371mg。この値に基づいたヒト推定致死量は20〜30gです。

イマザリルを0・012%、0・024%、0・048%含むえさでマウスを育てた実験では、そのマウスから生まれた子どもに、授乳初期の体重増加抑制と神経行動毒性が認められました。また、東京都立衛生研究所がマウスにイマザリルを投与した実験では、繁殖・行動発達に抑制が見られたほか、妊娠マウスに投与した実験では、内反足・内反手（生まれつき手足が変形している）の子どもの数が増加しました。ただし、用量との関係は認められませんでした。

これらの結果から、イマザリルが神経行動毒性を持ち、行動発達を抑制することが分かります。つまり、**神経や脳に影響する可能性がある**ということです。

最近、多動などの問題行動を起こす子どもが増えていますが、何らかの関係があるのかもしれません。

果肉からも検出される「OPP」と「TBZ」

防カビ剤には、ほかに「ジフェニル（DP）」があります。1971年に認可されたものですが、ラットにジフェニルを0・25％および0・5％含むえさを食べさせた実験では、60週頃から血尿が出始め、死亡する例も多く見られました。解剖したところ、腎臓や膀胱に結石ができたため、血尿が出たことが分かりました。

また、0・001～1％含むえさをラットに750日間与えた実験では、1％群でへモグロビン値の低下が見られ、0・5％群と1％群では腎臓の尿細管の萎縮と局部的な拡張、および尿中へのたんぱく質排泄の増加が認められました。

どうやら**腎臓や膀胱に悪影響をもたらす**ようです。ただし、**現在ジフェニルはあまり使われていません**。

輸入のオレンジ、グレープフルーツ、レモンなどについては、東京都健康安全研究センターが毎年検査を行なってきましたが、皮を含む全体からはppm（100万分の1を表す濃度の単位）レベルでOPPやTBZ、イマザリルが検出されています。

したがって、**皮を食べるのは危険**です。**レモンを丸ごと、もしくはスライスして食べるのはやめたほうがよい**でしょう。また、オレンジやグレープフルーツ、レモンの皮でマーマレードを作るのもやめたほうがよいでしょう。

「果肉はどうなの？」という人もいると思いますが、同センターの検査では、**果肉にもppmレベル、あるいはppb**（10億分の1を表す濃度の単位）**レベルで残留している**ことが分かっています。ですから、こちらも食べないほうがよいでしょう。

新たな防カビ剤が次々に認可されている

近年、防カビ剤は新たなものが次々に認可されていて、その種類が増えています。フルジオキソニル、アゾキシストロビン、ピリメタニル、プロピコナゾールがそうで、いずれももともとは農薬として使われており、毒性も強いものです。

・フルジオキソニル

1996年に農薬として登録されたもので、今でも殺菌剤として使われています。2011年に添加物としての使用も認可され、かんきつ類などに使用できるようになりました。

急性毒性は比較的弱いのですが、発がん性の疑いが持たれています。

ラットに対し、フルジオキソニルを0・3％含むえさを2年間食べさせた実験で、肝臓での腫瘍およびがん（悪性の腫瘍）の発生率が高まりました。また、マウスに0・3％含むえさを18カ月間食べさせた実験では、リンパ腫の発生率の増加が認められました。

・アゾキシストロビン

１９９８年に農薬として登録され、今でも殺菌剤として使われています。２０１３年に添加物としても使用が認可されました。

ラット64匹に対して、アゾキシストロビンを０・００６％、０・０３％、０・０７５％、０・１５％含むえさを2年間食べさせた実験で、０・１５％群では途中で13匹が死亡し、胆管炎や胆管壁肥厚、胆管上皮過形成などが見られました。

なお、過形成とは、組織の構成成分の数が異常に増えることで、腫瘍性と非腫瘍性があります。

・ピリメタニル

１９９９年に農薬に登録され、殺菌剤として使われましたが、２００５年に失効したため、農薬としては使えなくなりました。その後、２０１３年に添加物として使用が認可されました。

急性毒性は比較的弱いのですが、発がん性の疑いが持たれています。ラットに対して、ピリメタニルを0・0032%、0・04%、0・5%含むえさを2年間食べさせた実験では、0・5%群で甲状腺に腫瘍の発生が認められました。

・プロピコナゾール

1990年に農薬として登録されました。そして、2018年に添加物としての使用が認可されました。マウス64匹に対して、プロピコナゾールを0・01%、0・05%、0・25%含むえさを2年間食べさせた実験で、0・25%群で肝細胞がんの発生率が高まることが確認されました。

以上ですが、スーパーなどで売られている輸入かんきつ類をチェックすると、これらの新しい防カビ剤もTBZやイマザリルなどとともによく使われています。

4品目とも、もともとは農薬であり、動物実験の結果から発がん性の疑いのあるものもあるので、できるだけ避けたほうがよいでしょう。

ちなみに、国内産のレモンやオレンジ、あるいはミカンなどには、防カビ剤は使われていません。輸入物と違って、輸送にそれほど日数がかからないため、使う必要がないからです。

第6節 ヒトに白血病を起こす化学物質に変化！「合成保存料・安息香酸Na」

栄養ドリンクに使われる、毒性の強い保存料とは

元気を出したいときや疲れたとき、風邪気味のときなどに、栄養ドリンクを「グビッ」と飲んでいる人も多いと思います。

種類はいろいろありますが、多くの栄養ドリンクに合成保存料の「安息香酸（あんそくこうさん）Na」が使われています。また、清涼飲料にも、それが使われているケースがあります。いずれも糖分やその他の栄養成分が腐敗するのを防ぐことを目的としています。

安息香酸Naは、細菌、カビ、酵母などいろいろな微生物の繁殖を抑える力があります。

水によく溶けるので、水分の多い製品に使われます。ただし、アルカリ性になると、その力が弱まってしまうため、酸性の食品に使われています。

安息香酸Naは毒性が強く、2%および5%含むえさでラットを4週間飼育した実験では、5%群ですべてが過敏状態、尿失禁、けいれんなどを起こして死亡しました。

清涼飲料の場合、安息香酸Naの添加できる量は、原料1kgあたり0・6g（安息香酸として）です。したがって、製品に含まれる量は最大で0・06%ですが、安息香酸Naは、動物実験でも分かるように毒性が強いので、胃や腸などの細胞への影響が懸念されます。

精力剤に入っている「安息香酸Na」が発がん性物質に変化

さらに安息香酸Naは、ビタミンCと反応して、人間に白血病を起こすことが明らかになっているベンゼンに変化するという問題があります。

実際に2006年3月にイギリスで、安息香酸（安息香酸Naは、安息香酸にNa＝ナトリウムを結合させたもので類似物質）とビタミンCが添加された飲料からベンゼンが検出されたため、製品を回収するという騒ぎが起こりました。

これがきっかけとなり、日本の清涼飲料もベンゼンを含んでいるのではないかということが問題になりました。そして、消費者団体の日本消費者連盟が市販の飲料を調べたところ、ある清涼飲料からは1ℓあたり1・7㎍（μは100万分の1）のベンゼンが検出され、ある絶倫系飲料からは同7・4㎍が検出されました。添加されていた安息香酸Naが変化したものと考えられます。

実は安息香酸Naとベンゼンは、化学構造が似ているのです。ベンゼン（化学でいうところのいわゆる亀の甲）に-COO Naが結びついたのが、安息香酸Naなのです。ですから、何かが安息香酸Naに作用して、-COO Naが取れてしまえば、ベンゼンになってしまうのです。

ベンゼンは、安定性が高く、なかなか壊れません。そのため、体内に入ると異物となってグルグルめぐり、**とくに造血器官である骨髄に悪影響をもたらし、白血病を引き起こす**と考えられます。

ベンゼンが人間に白血病を起こすことが分かったのは、20世紀前半のことです。靴製造の盛んだったイタリアでは、それに従事する人の間で白血病が多く発生していました。その原因として疑われたのが、にかわの溶剤として使われていたベンゼンでした。

ベンゼンが骨髄に作用して貧血を起こすことは、19世紀末頃にはすでに知られていました。

そして1928年、フランスの研究者が、ベンゼンによると思われる最初の白血病の報告を行ないました。その後、イタリアでは白血病の患者が多く発生し、その割合は諸外国に比べて数倍も高いものでした。

靴工場では、にかわを扱う職場の空気中に含まれるベンゼンの濃度が200～500ppmと高く、そこで働く人々が白血病になる確率は、通常の人の20倍も高かったといいます。

健康のために飲む栄養ドリンクに発がん性疑惑物質が!?

そのため、イタリアでは1963年以降、にかわやインクにベンゼンを使用することが禁止されたのです。なお、世界保健機関（WHO）の国際がん研究機関（IARC）

は、ベンゼンをグループ1の発がん性物質、すなわち「ヒトに対して発がん性がある」化学物質として指定しています。

ヒトに明らかにがんを起こす化学物質として国際がん研究機関が指定しているものはそれほど多くありませんが、そこにベンゼンが入っているということなのです。

ところで、なぜベンゼンががんを起こすのでしょうか？

それは、遺伝子（DNA）の塩基に似ているためと考えられます。遺伝子は4つの塩基によって構成されています。シトシン、チミン、アデニン、グアニンです。これらの塩基に異常が起こると、細胞は突然変異を起こし、がん化することが分かっています。

カビ毒の一種にアフラトキシンB_1というものがあります。ひじょうに発がん性の強いカビ毒です。これは、DNAの塩基に化学構造が似ています。

そのため、DNAの塩基と結合して、その化学構造を変えてしまい、その結果として細胞が突然変異を起こしてがん化すると考えられています。

ベンゼンもやはり塩基に似ているため、骨髄の細胞に入り込んでその塩基の化学構造を変えてしまい、その結果、細胞の突然変異が起こり、がん化につながるのではないかと考えられます。

ということは、安息香酸Na自体にも発がん性の可能性があると考えられるのです。前述のように安息香酸Naは、ベンゼンに-COO Naが結合したものであり、基本的な化学構造はベンゼンと変わりません。したがって、DNAの塩基に作用して、突然変異を起こす可能性は否定できないのです。

こうした添加物が、子どもがよく飲んでいる清涼飲料に使われているのは、ひじょうに問題だと思います。また、大人の場合も、栄養ドリンクを飲むことで安息香酸Naを摂取し続けるのは、好ましいことではないといえます。

第7節 毒性が強く、頭痛を起こす「酸化防止剤・亜硫酸塩」

ワインを飲むと頭痛がする人は要注意

「ワインが好き」という人は多いと思います。しかし、「ワインを飲むと、頭痛がする」という人もいます。こういう人は、私の周辺だけでも何人かいます。それは、ワインに添加された酸化防止剤の「亜硫酸塩（ありゅうさんえん）」が原因と考えられます。なぜなら、そんな人でも無添加ワインを飲むと、頭痛を感じることはないからです。

ワインを飲むと頭痛がするという人は、一種の化学物質過敏症と考えられます。

つまり、亜硫酸塩に体が敏感に反応して、結果的に頭痛という症状が起こるということです。

化学物質過敏症とは、微量の化学物質を摂取した際に起こる症状です。それは、化学物質に対する体の「拒否反応」と考えられます。人間の体には自己防衛システムが備わっていて、有害な化学物質を摂取したときには、嘔吐（おうと）や下痢などによって、それをすぐさま体内から排除するような仕組みがあります。

ところが、有害化学物質がごくごく微量のときは、それらのシステムがなかなか機能しないらしく、排除されずに消化管から吸収されてしまいます。そして、それが臓器や組織、神経などの細胞を刺激して、さまざまな症状が現れると考えられます。

ただし、化学物質に対する感度は人によって違いがあるようで、同じ微量の化学物質を摂取した場合でも、症状が現れる人と現れない人がいます。

化学物質過敏症というと、一般には目の刺激感や疲れ、のどの痛み、ぜんそく、胸痛などシックハウス症候群に見られる症状がよく知られていますが、ほかにも、めまい、動悸、不眠、頭痛など、神経的な症状も知られています。

結局、これらの症状が現れるということは、摂取した微量の化学物質がよからぬ作用をしているということです。そして、その症状はそのことを知らせているという意味で、化学物質に対する「拒否反応」、あるいは「警告反応」と解釈することができるのです。

ですから、ワインを飲むと頭痛がするという人は、それに含まれる亜硫酸塩に対して、体が拒否反応を示していると考えられます。

ワインに使用される「二酸化硫黄」は有毒ガス

市販されているワインの瓶には、たいてい「酸化防止剤（亜硫酸塩）」という表示があります。とくに輸入ワインの場合、ほぼ100％こうした表示があります。

ご承知のように、ワインはブドウを酵母で発酵させることによって造られます。その本場はフランス、イタリア、ドイツなどですが、ヨーロッパでは以前からワイン造りには亜硫酸塩が使われてきました。酵母が増えて発酵が進みすぎるのを抑えたり、雑菌を消毒するためです。

また、ワインが酸化して変質するのを防ぐ目的でも使われています。そのため「酸化防止剤」と表示されているのです。

しかし、**亜硫酸塩は毒性が強い**のです。亜硫酸塩にはいくつか種類がありますが、ワインに一番よく使われているのは、二酸化硫黄です。これの気体は亜硫酸ガスといいます。

「それ、どこかで聞いたことがある」という人もいると思います。実は火山ガスや工場排煙などに含まれている有毒ガスです。

三宅島の雄山が噴火して、一時島民全員が島から避難しましたが、その後、島民はなかなか島に帰れませんでした。それは、空気中の二酸化硫黄の濃度が高かったからです。それほど毒性が強いのです。有毒だからこそ、ワイン中の酵母や雑菌の増殖を抑えることができるのです。

そんな有毒物質ですから、微量でもワインに含まれていれば、化学物質に敏感な人は頭痛を起こすのだと思います。つまり、頭痛は「もう飲まないようにしてくれ」という体からの訴えだと考えられます。

ワイン好きの川島なお美さんの死

ところで、ワイン好きで知られる女優の川島なお美さん（川島さんの「私の血はワインでできている」という発言は有名）が、2015年9月に亡くなりました。54歳でした。

川島さんは2013年8月の健康診断で腫瘍が発見されたといいます。そして、その腫瘍は肝内胆管（かんないたんかん）がんと診断されました。その後、腹腔鏡下での手術が行なわれ、一時仕事に復帰しましたが、2014年7月に再発が判明。それでも、ミュージカルに出演していましたが、体調が悪化して途中で降板し、その後亡くなりました。

川島さんのがんとワインには関係があるのでしょうか？　あるとすれば、酸化防止剤として添加されている二酸化硫黄が作用したことが疑われます。

二酸化硫黄については、いろいろ動物実験が行なわれていて、0・01％および0・045％含む2種類の赤ワインと、0・045％含む水をラットに長期にわたって飲ませた実験では、肝臓の組織呼吸の抑制が認められました。また、ビタミンB_1の欠乏を引き起こして、成長を阻害することも認められています。

こうした毒性があるため、厚生労働省では、ワイン中の二酸化硫黄の量を0・035％未満に規制しています。しかし、この実験の「0・01％」よりもむしろ高濃度なのです。したがって、人間が市販のワインを飲み続けた場合も、同様な影響が現れる可能性があるのです。

動物実験の結果から、二酸化硫黄が肝臓の細胞に対して悪影響をおよぼすことは間違いないでしょう。組織呼吸が抑制されたということは、肝臓の細胞の機能が低下した可能性があります。

川島なお美さんは肝内胆管がんで亡くなりましたが、これは肝臓内の胆管に発生したがんで、一般には肝臓にできたがんとして扱われています。

二酸化硫黄は、前述の動物実験から肝臓の細胞に悪影響をおよぼすと考えられますが、その影響は、肝内胆管の細胞にもおよぶのかもしれません。そうなると、二酸化硫黄ががんの発生に無関係とはいえないことになります。

ワインが飲みたいときは無添加ワインを

ワインを飲むと頭痛がするという人には、無添加ワインをおすすめしたいと思います。

現在、コンビニやスーパーなどには、値段が安い無添加ワインが売られているので、容易に手に入れることができます。たとえば、メルシャンの「おいしい酸化防止剤無添加ワイン」は、コンビニで売られています。このほかサントリーの「酸化防止剤無添加のおいしいワイン。」もあります。

なかには、「ブドウに使われている農薬が気になって」という人もいると思いますが、そんな人には無添加の有機ワインをおすすめしたいと思います。

たとえば、サントネージュワインの「酸化防止剤無添加　有機ワイン」。有機栽培されたブドウの果汁を使っています。ブドウの栽培には、化学肥料および有機JAS（農薬や化学肥料などの化学物質に頼らないことを基本として自然界の力で生産された食品、すなわち有機食品について農林水産大臣が定める国家規格）で禁じられている農薬は使われていません。

一般に無添加のワインは低価格です。輸入ブドウ果汁を使っているため、安い値段になっているようです。味はどうかというと、これは好みなので何とも言えませんが、私はサッパリしていてなかなかおいしいと思っています。何よりものどにスーッと入っていく感覚が好きです。亜硫酸塩が含まれるワインは、どこか不自然な味がして、飲むのに抵抗を感じますが、無添加ワインはそういうことがないのです。

漂白剤としてドライフルーツに使われる「亜硫酸塩」

亜硫酸塩は、酸化防止剤のほかに、漂白剤としても使われています。漂白剤は、その名の通り食べ物を漂白するための添加物です。見た目をよくするためのもので、本来は必要ないのですが、業者の要望があって使用が認められています。亜硫酸塩の場合、むしろこちらの目的で使われるほうが一般的です。

亜硫酸塩は、二酸化硫黄のほか、亜硫酸Na、次亜硫酸Na、ピロ亜硫酸Na、ピロ亜硫酸

Kなどがあります。これらは、どれが使われていても、「亜硫酸塩」という表示でよいことになっています。

ただし、メーカーの判断で、「次亜硫酸Na」などの具体名が表示されることもあります。ちなみに、次亜硫酸Naは、甘納豆の漂白によく使われています。

亜硫酸塩は、いずれも反応性が高いため、色素に作用して壊すことによって、漂白します。それだけ人間の細胞にも作用しやすいので、害をもたらしやすいのです。

亜硫酸Naは、二酸化硫黄を原料に化学合成されていますが、ウサギに対して、体重1kgあたり、二酸化硫黄として0・6〜0・7gを経口投与すると、その半数が死んでしまいます。人間の場合、4gを飲むと中毒症状が現れて、5・8gでは胃腸に激しい刺激があります。

その他の亜硫酸塩も、動物実験の結果から、ビタミンB_1の欠乏を引き起こして、成長を阻害する恐れがあります。さらに、水に溶けると亜硫酸ができて、それが胃の粘膜を刺激します。

干しあんずには二酸化硫黄が漂白剤としてよく使われていて、私は何度かうっかり食べてしまったのですが、胃がシクシクした経験があります。おそらく二酸化硫黄が水に溶けて亜硫酸となって、胃の粘膜を刺激したのだと思います。

最近では、**亜硫酸塩がドライフルーツの漂白剤としてよく使われているので注意してください。**コンビニや駅の売店には、パックに入ったドライフルーツが売られています。パイナップル、マンゴー、ピーチなどいろいろな種類がありますが、果物を乾燥させただけでは色が悪くなってしまうので、亜硫酸塩を使って、きれいな色に見せているのです。**原材料名に「漂白剤（亜硫酸塩）」と表示**されています。

第8節　発がん性物質を含む「カラメル色素」

「カラメル色素」に含まれる発がん性物質とは

カラメル色素は、清涼飲料や炭酸飲料などの飲み物、ソース、洋酒、菓子類、カップラーメン、スープ、佃煮（つくだに）、ウナギのかば焼き、焼き鳥、しょうゆなど実に多くの食品に使われています。褐色（かっしょく）に着色するためです。ちなみに、天然添加物（既存添加物）の一種です。

そんなカラメル色素ですが、その種類によっては、発がん性物質が含まれています。カラメル色素には、カラメルⅠ、Ⅱ、Ⅲ、Ⅳの４種類があります。それらは次のようなものです。

- **カラメルⅠ**……でん粉加水分解物、糖蜜または糖類の食用炭水化物を熱処理して得られたもの
- **カラメルⅡ**……でん粉加水分解物、糖蜜または糖類の食用炭水化物に亜硫酸化合物を加えて熱処理して得られたもの
- **カラメルⅢ**……でん粉加水分解物、糖蜜または糖類の食用炭水化物にアンモニウム化合物を加えて熱処理して得られたもの
- **カラメルⅣ**……でん粉加水分解物、糖蜜または糖類の食用炭水化物に亜硫酸化合物およびアンモニウム化合物を加えて熱処理して得られたもの

これらのうちⅢとⅣには、アンモニウム化合物が原料として含まれており、熱処理によってそれが変化し、副産物として4－メチルイミダゾールができます。

これについて、アメリカ政府の国家毒性プログラムによるマウス（ハツカネズミ）を使った実験で、発がん性が確認されたのです。

もともとカラメルⅢについては、発がん性が疑われていました。というのも、カラメルⅢを4％含む飲料水をラットに104週間与えたところ、脳下垂体腫瘍の発生頻度が明らかに高くなったという実験データがあったからです。その危険性が、改めて確認されたということです。

4－メチルイミダゾールはなぜ、がんを起こすのでしょうか？

それは、前出のベンゼンと同じようにその化学構造が人間の遺伝子（DNA）の塩基に似ているためと考えられます。

4－メチルイミダゾールの化学構造は、とくに塩基のシトシンとチミンに似ています。そのため、それらの構造を変えてしまい、その結果として細胞のがん化が起こるのではないかと考えられます。

「カラメル色素」が使われている食品はとても多い

カラメル色素は、着色料のなかで最もよく使われている添加物です。

たとえば、第1節で取り上げた**コンビニなどのお弁当ですが、調べてみたところ、多くにカラメル色素が使われていました。**原材料となるソースやしょうゆ、たれなどにもともと添加されていたり、調理の際に色あいをよくするために使われていると考えられます。

また、**コンビニで売られているパスタや焼きそばにもよくカラメル色素が使われています。**コンビニのお弁当やパスタ、焼きそばなどを毎日食べるということは、カラメル色素を毎日摂取することになるといっても過言ではないくらいです。

このほか、コンビニやスーパー、駅売店などで売られている飲料にも、カラメル色素が使われています。

さらに、カップめん、インスタントラーメン、生ラーメン、蒸し焼きそば、カレールゥ、レトルトカレー、即席お吸い物、わかめスープ、のり佃煮、ソース、プリンなど、ひじょうに多くの食品にカラメル色素が使われています。

それらの製品の原材料を一つひとつ見ていくと、「カラメル色素」、あるいは「着色料（カラメル）」という文字がとても多いことに気づくと思います。

つまり、私たちはそれらの食品を食べることによって、知らず知らずのうちにカラメル色素を摂取していることになるのです。

「カラメル色素」がすべて悪いわけではない

ただし、厄介なのは「カラメル色素」または「着色料（カラメル）」という表示しかなされていないことです。そのため、カラメルⅠ、Ⅱ、Ⅲ、Ⅳのどれが使われているか分からないのです。

カラメルⅠとⅡの場合、原料にアンモニウム化合物は使われていないので、発がん性のある4－メチルイミダゾールは含まれていません。またこれらは、これまでの動物実験では、それほど毒性が認められていません。したがって、添加物として微量使われている分には、それほど問題がないと考えられます。

「カラメル色素」「着色料（カラメル）」と表示された製品にはカラメルⅠやカラメルⅡ

が使われていることもあります。ですから、それらの製品をすべて危険ということもできないのです。

しかし、カラメルⅢかカラメルⅣが使われている可能性ももちろんあります。

結局、ⅢかⅣが使われているかもしれないと思って、「カラメル色素」または「着色料（カラメル）」と表示された製品は、できるだけ買わないようにしたほうが無難とするかいいようがないのです。

なお、**企業によってはⅠからⅣのどのカラメル色素を使っているのか教えてくれることもあるので、気になる場合は、お客様相談室に問い合わせてください。**

第9節　発がん性が確認されているパン生地の「改良剤・臭素酸カリウム」

あえて発がん性物質を使う山崎製パン

「この食品には発がん性物質が添加されていますが、ほとんど残留していないので、安全です」

こう言われて、あなたはその食品を抵抗なく食べられるでしょうか？ 実はこうした食品がコンビニやスーパーなどで大々的に売られているのです。

それは山崎製パンの食パン「超芳醇」や「モーニングスター」、「ランチパック」などです。

山崎製パンのホームページには次のように書かれています（2024年5月27日現在）。

〈当社では角型食パンの品質改良のため、以下の製品に小麦粉改良剤の臭素酸カリウムを使用します。

（1）「超芳醇」、「減塩食パン超芳醇（塩分50％カット）」、「食物繊維食パン超芳醇」

（2）「モーニングスター」

（3）ランチパック用食パン（全粒粉食パンは除く）＊北海道地区は除く

（4）ヤマザキブランドのサンドイッチ製品に使用される角型食パン（全粒粉食パンは除く）＊北海道地区は除く

（5）「もっちり食パン　湯捏仕込み」〉

実はここで書かれている「臭素酸カリウム」とは、発がん性が認められている化学合成物質なのです。それを山崎製パンでは、あえて使おうというのです。

その理由は、「臭素酸カリウム使用製品では水分が保たれることにより、しっとりした食感を長く維持できる」からだといいます。

しかし、これだけの理由で、発がん性物質を使っていいものでしょうか。

臭素酸カリウムには発がん性があるため、食品衛生法に基づく添加物の使用基準で、「最終食品の完成前に分解又は除去すること」と定められています。

しかし、それを守っていたとしても、こうした危険な化学合成物質をあえて使用する姿勢に、消費者の健康を軽視した、利益優先の企業体質が垣間見えるのです。

実は山崎製パンでは、過去にも臭素酸カリウムをパンの製造の際に使っていました。しかも、その使用を2度もやめているのです。そして、今回新たに3度目の使用に踏み切ったのです。

「臭素酸カリウム」をめぐる紆余曲折

臭素酸カリウムが、小麦粉改良剤として使用を認められたのは、1953年のことです。

ところが1976年、当時の厚生省が、「臭素酸カリウムに変異原性がある」と発表しました。変異原性とは、遺伝子を突然変異させたり、染色体を切断するなどの作用を持つことです。

これは、正常な細胞に突然変異を起こし、がん細胞に変化させる可能性を示しています。

そこで、消費者団体は、同省に対して、臭素酸カリウムの使用を禁止するように要求しました。この頃は、学校給食のパンにも臭素酸カリウムが使われていたため、親たちからも禁止を求める声が高まりました。

しかし、同省はそれを受け入れませんでした。「動物実験で発がん性が確認されたのならともかく、変異原性だけでは使用禁止はできない」というのが、その理由でした。

それでも消費者団体と親たちの勢いは、いっこうに収まりませんでした。

そこで、大手パンメーカーの団体である「日本パン工業会」は1980年11月、臭素酸カリウムの使用をやめることを決定し、加盟する27社がそれに従い、山崎製パンもその使用をやめたのです。さらに中小のパンメーカーも使用をやめていったのです。

その後、**動物実験によって、臭素酸カリウムに発がん性のあることが認められました。**ラットに対して、臭素酸カリウムの濃度が0・025%、および0・05%の飲料水を110週間飲ませた実験で、腎臓の細胞に腫瘍が、さらに腹膜中皮腫というがんが高い割合で発生したのです。

いったん「臭素酸カリウム」は使われなくなった

しかしこの際、同省は、なぜか臭素酸カリウムの使用を全面的に禁止しませんでした。「最終食品の完成前に分解又は除去すること」という条件つきで、小麦粉改良剤としてパンに限って引き続き使用を認めたのです。

ところが、1992年に国連食糧農業機関（FAO）と世界保健機関（WHO）の合同食品添加物専門家会議（JECFA）が、「臭素酸カリウムを小麦粉改良剤として使用するのは不適当」という結論を出しました。そのため、同省はパン業界に使用の自粛（じしゅく）を要請しました。

それを受けて、パン業界では臭素酸カリウムの使用を全面的にやめたのです。

ちなみに、臭素酸カリウムを使うのが困難になってからは、それに代わってビタミンCが使われるようになりました。ビタミンCは、小麦に含まれるグルテンに作用して、パン生地をきめ細かくソフトにする働きがあるからです。

しかし、臭素酸カリウムの使用をあきらめなかったパンメーカーがありました。それこそが、山崎製パンなのです。

同社では、臭素酸カリウムの使用再開を果たそうと、残存量の検査を行なう方法を研究し、その技術を厚生労働省に提供したりもしました。同省も、分析法を研究し、ついにその技術が確立されました。

それは、焼きあがったパンに残存している臭素酸（臭素酸カリウムを構成する物質）が0・5ppb未満（ppbは10億分の1を表す濃度の単位）であることを確認するという方法でした。

この方法は、2003年3月、厚生労働省から「食品中の臭素酸カリウム分析法について」というタイトルで、各都道府県に通知されました。

同省では、この分析法によって、臭素酸の残存量が0・5ppb未満であることが確認できれば、「臭素酸カリウムが除去できた」と判断されるということで、臭素酸カリウムの使用を認めたのでした。

「臭素酸カリウム」使用のパンが発売される!

山崎製パンでは、この条件をクリアしたということで、2004年6月、臭素酸カリウムを使用した[国産小麦食パン」と[サンロイヤル　ファインアローマ」という食パンを発売しました。

私はこの事実を知って、強い危機感を覚えました。なぜなら、このままでは臭素酸カリウムが山崎製パンのほかの食パンにも使われるようになってしまい、さらにほかの製パン会社も臭素酸カリウムを使うことになってしまう恐れがあったからです。

そうなったら、安心して市販の食パンを食べられなくなってしまいます。

実際にその後、山崎製パンでは、［ヤマザキ食パン］［サンロイヤル　サンアローマ］［芳醇］［超芳醇］［特撰超芳醇］などほとんどの食パン、さらに［ランチパック］にも臭素酸カリウムを使うようになりました。

そこで、私は雑誌「週刊金曜日」2004年10月8日号で、臭素酸カリウムを食パンに使用することの危険性を指摘し、さらに2008年3月に『ヤマザキパンはなぜカビないか』(緑風出版刊)を出版し、臭素酸カリウムの危険性と、それをあえて使用する山崎製パンの企業姿勢を批判しました。

そして、この本が出版されてから約4カ月後の2008年7月23日には、関西の消費者団体である「安全食品連絡会」の主催で、**神戸市において山崎製パンの3人の社員と私とで討論会が行なわれました**。

そこでは、当然ながら社員たちは、臭素酸カリウムの必要性を訴え、パンに残存する臭素酸が0・5ppb未満であれば安全性に問題はないという主張を行ないました。

一方、私は工場で生産する食パンすべてについて、臭素酸の残存量が0・5ppb未満かは分からないし、そもそも発がん性が認められている臭素酸カリウムを使うこと自体が間違っていると主張し、議論は平行線をたどりました。

一度使用をやめたが、非表示で再び使い始める

その後、山崎製パンは、企業姿勢を転換していきます。新しく発売した食パンへの臭素酸カリウムの使用をやめたのです。

2011年10月に発売された食パンの［モーニングスター］、2012年2月に発売された［ロイヤルブレッド］には臭素酸カリウムを使用しませんでした。

さらにその後、［芳醇］［超芳醇］［特撰超芳醇］についても、臭素酸カリウムの使用をやめ、ついに［ランチパック］についても使用をやめたのです。

ところが、突然その状況が一変します。2020年3月から［超芳醇］［特撰超芳醇］［ランチパック］などに再び臭素酸カリウムを使い始めたのです。**しかも、それらの製品に臭素酸カリウムを使っていることを一切表示していない**のです。

以前、［超芳醇］や［特撰超芳醇］などに臭素酸カリウムを使っていた際には、その包装に「本製品は品質改善と風味の向上のため臭素酸カリウムを使用しております。そ

の使用量並びに残存に関しては厚生労働省の定める基準に合致しており、第三者機関（日本パン技術研究所）による製造所の確認と定期検査を行なっております」と表示していました。

ところが、新たに売り出した「超芳醇」「特撰超芳醇」「ランチパック」にはこうした表示は一切ないのです。その理由について、同社では次のように述べています。

「角型食パンで使用する小麦粉改良剤の臭素酸カリウムは、最終食品の完成前に分解され製品中には残存しないため、食品表示法（食品表示基準）に定められた加工助剤に当り、表示は免除されます。そのため商品パッケージの原材料名欄には表示していません」

前述のように臭素酸カリウムについては、「最終食品の完成前に分解又は除去すること」という使用基準がありますが、この場合、臭素酸カリウムは加工助剤と見なされ、表示は免除されます。したがって、臭素酸カリウムを使っていることを表示しなくても、法律に違反していることにはなりません。

しかし、2004年6月に「国産小麦食パン」と「サンロイヤル　ファインアローマ」を発売したときには、臭素酸カリウムの使用を表示して、消費者に知らせていたのです。

ところが、今回はその表示を行なっていないのです。

これは消費者が製品の内容を知って、買う買わないの判断をする、という当たり前の行為を妨げるものといえます。

企業風土は「食品添加物」に表れる

山崎製パンでは、現在販売している［超芳醇］や［モーニングスター］などの角型食パンの場合、臭素酸は、検出限界の0・5ppbでは「検出せず」としています。しかし、それは臭素酸カリウムがまったくのゼロということではありません。あくまで0・5ppb未満ということです。

一般に放射線や発がん性物質の場合、細胞の遺伝子に作用して、それを変異させる可能性があるため、「しきい値（これ以下なら安全という数値）」はありません。したがって、0・5ppb未満だったとしても安全とはいい切れないのです。

また、［超芳醇］や［モーニングスター］、それから［ランチパック］に使われている食パンは、毎日機械で大量に生産されています。それらについてすべてチェックすることは不可能です。したがって、すべてのパンの臭素酸が０・５ｐｐｂ未満であるかどうかも分からないことになります。

最近では、食パンを製造する会社は、イーストフードや乳化剤などの添加物を使わない傾向にあります。

敷島（しきしま）製パンは従来食パンの「パスコ　超熟」に添加物は使っておらず、セブン&アイ・ホールディングスの「セブンブレッド」も添加物は不使用です。また、フジパンの「本仕込」にもイーストフードや乳化剤は使われていません。

ところが、山崎製パンでは、食パンや菓子パンにイーストフードや乳化剤など多くの添加物を使い続け、さらに臭素酸カリウムまで使い始めたのです。しかも、そのことを製品には表示していないのです。

これは、**あまりにも消費者を無視した、利益優先の企業風土といえる**のではないでしょうか。

第10節　ヒト推定致死量が茶さじ1杯の殺菌力「次亜塩素酸ナトリウム」

居酒屋のつまみに多用される、殺菌力が強い添加物

仕事の帰りに居酒屋で「一杯やる」人はとても多いと思います。会社の同僚や上司、部下と飲むときもあるでしょうし、一人静かに飲むときもあるでしょう。居酒屋もいろいろあって、個人で経営する小さな店もありますし、全国的な居酒屋チェーンもあります。

一日の疲れを癒し、明日への活力を与えてくれるはずの居酒屋なのですが、なかには変な味のする、安全性の不確かな肴を出す店があるので注意してください。

というのも、殺菌料の「次亜塩素酸ナトリウム」が安易に使われているからです。これは、プールの消毒に使われている化学合成物質です。「カビキラー」や「ハイター」

の主成分でもあります。これまで私は何度も、次亜塩素酸ナトリウムが使われた料理を口にしたことがあります。

千葉県船橋市のある大衆居酒屋に入ったときのことでした。そこは、料理が低価格で、しかもおいしいということで、とくに勤め帰りのサラリーマンに人気がある店でした。

私はビールを飲みながら、刺身やコロッケなどを食べていたのですが、「キスの天ぷら」というメニューが目に留まりました。キスの天ぷらは、やわらかくて独特の味わいがあるため、天ぷらのなかでもとくに好きなのです。

ただし、実はキスには次亜塩素酸ナトリウムが使われていることが多いのです。おそらく傷みやすい魚なので、それを防ぐために使われているのでしょう。

私はこれまでに天ぷら店で、何回も次亜塩素酸ナトリウムが使われたキスの天ぷらを口にしたことがあり、警戒心を抱いていました。

しかし、その店は値段が安い割にはとても新鮮な刺身を出していたので、「キスには次亜塩素酸ナトリウムが使われていないかもしれない」というかすかな期待を持って注文してみました。

「キスの天ぷら」に急性毒性が強い添加物が混入

しばらくしてキスの天ぷらが出てきました。私は多少不安を感じましたが、思い切って口のなかに入れました。

ところが、残念ながら、あの次亜塩素酸ナトリウムの薬っぽい、少し酸っぱいような嫌な味がしたのです。「この店でも使われているのか」と私はため息をつきました。

おそらく**仕入れたキスに、すでに次亜塩素酸ナトリウムが使われていた**のだと思います。ですから、次亜塩素酸ナトリウムの使用によほど注意を払っている人でない限り、それが添加されたキスを使ってしまうということになるのです。

次亜塩素酸ナトリウムは、最も急性毒性の強い添加物です。マウスを使った実験では、その半数を死亡させる量が体重1kgあたり0・012gというデータがあります。これに基づいたヒト推定致死量は、わずか茶さじ1杯です。

また、成長期のラットに次亜塩素酸ナトリウムを飲料水に混ぜて投与した実験では、2週間投与では0・25％以上、13週間投与では0・2％以上の混入で、著しい体重増加抑制が認められました。

おそらく胃や腸が荒れて、食欲不振や消化不良に陥ったのでしょう。人間が食べ物と一緒に摂取した場合も、食道や胃や腸などの粘膜が傷つくことは間違いないでしょう。

このほか、人間の場合、次亜塩素酸ナトリウムを常用する洗濯業者に皮膚炎が見られたとの報告があります。皮膚の細胞を破壊したためと考えられます。

次亜塩素酸ナトリウムは、魚介類や野菜などに殺菌の目的で使われていますが、**分解されて食品には残留しないという前提があるため、表示が免除されています。**そのため、使われていても分からないという状況なのです。

ただし、実際には次亜塩素酸ナトリウムは食品に残留していることもあるのです。

そして、残っていた場合、独特の味がします。薬っぽいような、塩素臭いような、少し酸っぱいような、何ともいえない嫌な味です。おそらく、体にとって害があるからでしょう。

食品に表示せず、聞かれて添加物の使用を認める業者たち

次亜塩素酸ナトリウムは、スーパーで売られているパック寿司にも混じっていること

があります。2007年の夏のことでした。近くのスーパーで、トレイに載ったイカの握り寿司を買ってきて食べました。すると、あの嫌な味がしたのです。

そこで、そのスーパーに電話すると、寿司を作った担当者が出てきて、「まな板や包丁などの消毒に次亜塩素酸ナトリウムを使っていて、それがイカについてしまったのでしょう。申し訳ありません」と言って、謝りました。

スーパーの魚売り場や食肉売り場で、プーンと鼻を突く消毒薬の臭いをかいだ経験のある人もいると思います。**次亜塩素酸ナトリウムで、調理器具を消毒しているからです。使った後きちんと水で洗い流さないと、刺身や寿司、食肉などに残留してしまうケースがある**のです。

それから、講演で京都に出かけて、その帰りに新幹線で奈良名物の柿の葉寿司を食べたときのことでした。柿の葉寿司は味がよく、また柿の葉の殺菌力を利用しており保存料を使っていないため、私は好んで食べていました。

ところが、鯛(たい)の寿司を口に入れたとき、あの嫌な味がしたのです。すぐに次亜塩素酸ナトリウムであることが分かりました。そこで、新幹線のなかから、製造会社に電話をしました。

すると社長が出てきたので、私は『買ってはいけない』（金曜日刊）の著者であると名乗って、鯛の寿司に次亜塩素酸ナトリウムを使っていないか、問いただしました。

すると相手は、鯛の場合、仕入れた段階ですでに次亜塩素酸ナトリウムが使われていることを認めました。その後、私の所にその方から手紙が届き、今後今回のような残留が起こらないように改善を図っていく旨が書かれていました。

そのさらに数年前にも、こんなことがありました。近くのスーパーで緑と赤と白の3色の海藻セットを買いました。体によいと思って食べていたのですが、白い海藻を食べたときに嫌な味がしました。私は、表示にあった大分県の販売会社に電話をしました。すると、白い海藻に次亜塩素酸ナトリウムを使っていることを認めました。しかし、その表示はまったくありませんでした。

居酒屋チェーンのカニにも消毒薬の臭いがプンプン

この節の冒頭で大衆居酒屋のキスの天ぷらの例を紹介しましたが、次亜塩素酸ナトリウムは、実は全国展開するようなチェーン店で使われることが多いのです。

チェーン店の場合、1店舗でも食中毒を出せば、全体の責任となって、売り上げが急激にダウンする恐れがあります。場合によっては、倒産することもあるでしょう。

ですから、**食中毒を何としても防がねばならず、過剰防衛になっている**のです。そのため、安易に次亜塩素酸ナトリウムが使われているのです。

以前、家の近くの大手居酒屋チェーンに入ったときのことでした。誰もがその名を知っている居酒屋です。メニューに焼きガニがあったので頼んだのですが、出された瞬間から消毒薬の臭いがプンプン漂っていました。殺菌料の次亜塩素酸ナトリウムの臭いに間違いありませんでした。

試しにそのカニを口に入れてみると、やはり次亜塩素酸ナトリウムの味がしました。塩素っぽい、ちょっと酸っぱいような味です。私はすぐに店長にそのことを告げて、料理を下げさせました。店長は何度も謝って、もちろんお金はとりませんでした。

その店はいちおう板前はいたのですが、食材は本部のほうから決まったものが入ってくるので、そんなカニが出されてしまったのでしょう。こうしたカニなら、殺菌されているためなかなか腐らないので、長期間使うことができるわけです。また、菌の繁殖を抑えるため、食中毒を防ぐこともできます。

私の場合、次亜塩素酸ナトリウムの臭いや味が分かりますから店長に申し出ましたが、分からない人は、おそらくそのまま食べてしまうでしょう。

それを食べて胃などが多少荒れたとしても、病原菌による食中毒のように、すぐに明らかな症状が出るわけではありません。

それなら営業停止になってしまう食中毒を徹底して防ごうということで、殺菌料が使われるのだと思います。

回転寿司でも使用される「次亜塩素酸ナトリウム」

キスの天ぷらやカニのほかに、カレイの煮つけなども消毒薬臭いことがあります。また、お寿司のエビなどもそうです。これらは、料理店が仕入れる前から、次亜塩素酸ナトリウムで殺菌処理が行なわれているのです。

以前、家の近くの寿司店に入ったときのことでした。握りのセットを頼んで、けっこうおいしく食べていたのですが、ゆでた車エビの握りを食べたとき、またあの消毒薬っぽい、嫌な味がしました。おそらく**寿司店が仕入れる前の段階で、エビに次亜塩素酸ナトリウムが使われていた**のだと思います。

ちなみに、知り合いの女性が子どもと、同じ寿司店でエビの握りを食べたところ、子どもが「プールの消毒薬の臭いがする」と言って、食べなかったそうです。この店は個人で経営していますが、板前の意識が低いと、こうした食材を平気で仕入れて出してしまうのです。

回転寿司店でも、密かに次亜塩素酸ナトリウムが使われています。東京都新宿区にある回転寿司店に入ったときのことでした。そこは高級ネタをウリにしていて、あわびが好きな私は、さっそくあわびの握りが2つ載った皿を取って、一つを口のなかに放り込みました。すると、消毒薬の味がしたのです。

すぐに私はトイレに駆け込み、それを吐き出しました。近くに座っていた客や寿司を握っていた人は何事かと驚いた顔をしていましたが、仕方がありません。私はトイレから出てきて、すぐに勘定を済ませると、その店を出ました。

そのあわびにも、次亜塩素酸ナトリウムが使われていたのです。一般に食品添加物は生鮮食品には使えないことになっていますが、あわびを味つけして袋に入れれば加工品になりますから、使えることになります。保存の目的で添加されていたのでしょう。回転寿司店に納入される前の段階で、すでにあわびに添加されていたのだと思います。

自分の舌と鼻を信じよう！

前述のように次亜塩素酸ナトリウムの場合、それを食品に使っても、残留しないという理由で表示が免除されています。そのため、それが使われていても、消費者には分かりません。

したがって、自分の舌や鼻を信じるしかないのです。

居酒屋や天ぷら店、寿司店、レストランなどで出された料理がプールの消毒薬のような臭いがしたり、薬っぽい、酸っぱいような味がした場合は、次亜塩素酸ナトリウムが残留している可能性が高いといえます。したがって、食べるのはやめたほうがよいでしょう。

なお、居酒屋や寿司店などで安心して料理を食べたいなら、しっかりした板前さんのいる個人経営のお店をおすすめします。そうした店は、板前さん自らが市場に出かけて、新鮮でよい食材を仕入れ、調理して出してくれるからです。

次亜塩素酸ナトリウムによる消毒のこともたいてい知っていて、そうした食材は仕入れないようにしています。

ただし、個人経営でも、私の家の近くの寿司店のように意識が低い板前さんだと、次亜塩素酸ナトリウムが使われた食材を平気で仕入れて出してしまいますので、注意しなければなりません。

第2章　これだけは知っておくべき、添加物の「基礎知識」と「表示の見方」

添加物は〝食べ物〟ではない！

現在、コンビニやスーパー、ドラッグストア、駅売店、自販機、その他のお店で売られている加工食品のほとんどに、何らかの食品添加物が使われています。

しかし、添加物は、食品ではありません。食品は、炭水化物やたんぱく質、脂肪、ビタミン、ミネラルなどの栄養素を含んでいて、私たちの体を育むものです。

一方、添加物は食品を製造したり、保存するために使われるもので、業者にとって都合のよいものですが、消費者にはほとんどメリットはないのです。

添加物は、「食品の製造の過程において又は食品の加工若しくは保存の目的で、食品に添加、混和、浸潤その他の方法によって使用する物」（食品衛生法第４条）と定義されています。つまり、食品を加工する際に添加するものであって、小麦や米、塩、砂糖などの食品原料とは、明らかに別物ということなのです。

ちなみに、食品衛生法は、１９４７年に定められた法律で、食品行政の要（かなめ）になっているものです。

　今、市販されている食品の多くは機械によって大量生産され、それがトラックなどで店舗に運ばれています。そして、しばらく陳列されてから消費者の口に入ることになります。それらを効率よく行なうためには、食品を加工しやすくしたり、色やにおいをつけたり、保存性を高めるなどの働きのある添加物が必要になってくるのです。

　また、生産コストを下げるためにも添加物が必要です。

　たとえば、ジュースを製造する場合、果汁をたくさん使うよりも、少なくしてその分、酸味料や香料、着色料などで味やにおい、色をつけたほうがはるかに安く製造できます。生産コストを下げられれば、当然ながら儲けが多くなります。その儲けでテレビＣＭを流して、売り上げを伸ばすこともできるのです。

　本来食品は、米や小麦、大豆、とうもろこし、砂糖、塩などといった食品原料から作られるべきです。これらは栄養となるものであり、安全性も確認されているからです。

　しかし、実際には栄養にならず、安全性も十分確認されていない添加物が無節操に使われ続けており、その使用はますます増えそうな勢いです。なかには、添加物だけの食品もあります（これを、はたして食品といえるのか疑問ですが……）。

添加物を規制するはずの厚生労働省は、業者寄りのため、業者の要望によって添加物を次々に認可しています。そのため、その数は増え、加工食品のほとんどに添加物が使われるという状況が生まれてしまっているのです。

添加物はどのように規制されてきたか

米や小麦、野菜、海藻、果物、塩、しょうゆ、みそなどの食品は、大昔から人間が食べ続けてきたもので、その長い食の歴史によって安全性が確かめられていることは誰もが認めるところです。

ところが、添加物はそうではありません。日本で添加物が使われ始めたのは、明治になってからなのです。清酒に防腐剤として添加されたサリチル酸が最初とされています。

その後、化学合成物質の食品への添加が増えていったため、明治政府は1880年に鉱物性染料などを食品の着色に使用することを取り締まる規則を公示しました。これ以降、有害・有毒な添加物のリストを公表して、その使用を禁止するという形がとられました。これを「ネガティブリスト方式」といいます。

ネガティブリスト方式による添加物の規制は、明治から大正、昭和初期まで続けられました。しかし、化学工業が発達し、さらに多くの化学合成物質が生産され、食品に添加されるようになってくると、その方式では取り締まりが難しくなってきました。

というのも、**添加された化学合成物質が危険なものと分かるまでには時間がかかるので、その食品が市場に相当数出回ってしまう**からです。そのため危険な添加物による被害が広がってしまう恐れがあります。

それを如実に示す事件が、第二次世界大戦後の混乱期に発生しました。

戦後の荒廃した社会で苦しい生活を送っていた人々のなかには、その苦痛を酒によってまぎらわそうとする人たちがいました。ですが、十分な量があるはずもなく、悪徳業者は工業用のメチルアルコールを酒に混ぜて販売したのです。

ご存じの方もいると思いますが、メチルアルコールは劇物で、10〜20ml摂取すると失明し、80〜120mlで死亡してしまいます。そのため飲酒による失明者が続出し、社会問題となりました。そこで政府は、「有毒飲食物等取締令(とりしまりれい)」を公布して、メチルアルコールを含んだ食品の販売を禁止しました。

増え続ける食品添加物

さらに１９４７年には、食品行政の基本法である「食品衛生法」を制定し、そのなかで、添加物の規制については従来とは違う「ポジティブリスト方式」が採用されました。これは、原則として添加物の使用を禁止して、国が安全であると判断したものをリストとして公表し、それらの使用を認めるというものです。

つまり、リストに載っていない添加物は使えないということです。そして、その翌年には、この方式に従って、安息香酸Naや L－グルタミン酸Na、赤色２号、赤色１０２号、黄色４号、黄色５号など60品目の添加物が認可（指定）されたのです。

当時添加物として認可されていたのは、すべて化学合成されたもの、すなわち合成添加物だけです。

天然添加物（現在の既存添加物）は、自然界のものから抽出されたという理由で添加物とは見なされず、食品として扱われていました。そのため、とくに規制はなされず、野放し状態だったのです。**それが規制されるようになったのは、１９９５年からのこと**です。

１９４８年に最初の添加物が認可されてから、その数は年々増えていきました。そして、日本は高度経済成長期に入り、食品も大量生産・大量消費の時代となり、添加物の数はどんどん増えていき、１９６９年には３５６品目にも達しました。ところが、その年に添加物の安全性を揺るがす事件が起こったのです。

この頃、添加物は国が安全性のお墨つきを与えたものということで、多くの国民はその安全性に疑いを持ちませんでした。原発の「安全神話」ならぬ、添加物の安全神話がまかり通っていたのです。

しかし、それを揺るがす情報がアメリカからもたらされました。同国で行なわれた動物実験によって、合成甘味料のチクロ（サイクラミン酸カルシウムおよびサイクラミン酸ナトリウム）に発がん性と催奇形性の疑いが強いことが分かったのです。そのため、同国ではチクロの使用が禁止されました。

安全神話の崩壊

当時日本では、チクロが粉末ジュースやアイスクリームなどによく使われていました。

そこで、当時の厚生省はアメリカにならって、チクロを1969年にポジティブリストから削除し、使用を禁止しました。私はこのとき中学生でしたが、それまで飲んでいた粉末ジュースが急に飲めなくなったことに、不満と理不尽を感じたものです。

おそらく、同様に感じた人も多かったでしょう。

このチクロ禁止は社会的事件となり、食品添加物の安全神話は崩れ始めたのです。こうした事件を受けて1972年には、「食品添加物の使用を制限する国会決議」が行なわれました。

しかし、添加物の安全神話を完全に崩壊させるような事件が、その2年後に発生しました。殺菌料のAF－2に発がん性が確認されたのです。

当時AF－2は殺菌料として、豆腐や魚肉ソーセージなどに使われていました。その殺菌力はひじょうに強く、魚肉ソーセージは常温でも何年も腐ることがありませんでした。

AF－2が強い殺菌力を示すのは、細菌の遺伝子に異常を引き起こすからでした。そのため、細菌は増殖することができず、食品は腐ることがないというわけです。

ところが、これは両刃（もろは）の剣（つるぎ）でした。つまり、人間の細胞の遺伝子にも異常を引き起こす可能性があったのです。

この問題に気づいたある研究者が、ＡＦ－２を人間の細胞に作用させる実験を行ない、染色体にどのような影響が出るかを観察しました。その結果、切断された染色体がたくさん見つかりました。そのことに研究者はひじょうに驚いたといいます。

なぜなら、これほど激しい染色体異常を引き起こす物質は、発がん性物質でも珍しく、実験室で危険物とされている薬品と同程度だったからです。そんな化学物質が食品に混ぜられていたことに驚かされたのです。

その後、厚生省の研究機関である国立衛生試験所（現・国立医薬品食品衛生研究所）において、マウスを使って実験が行なわれ、ＡＦ－２に発がん性のあることが確認されました。そして、１９７４年に食品への使用が禁止されたのです。

この２つの事件によって、添加物の安全神話は崩壊しました。その後、添加物の新たな認可はほとんど行なわれなくなりました。これは、その後９年間続きました。

アメリカの要望に従い、今も添加物を認め続ける厚生労働省

ところが、1983年にその方針が破られます。この年に一挙に11品目もの添加物が認可されたのです。実はそのなかに、現在清涼飲料やガム、あめなどによく使われている合成甘味料のアスパルテームもありました。

これら11品目の認可を迫ってきたのは、アメリカの政府や企業でした。というのも、添加物が非関税障壁になっていたからです。

つまり、アメリカで認められている添加物でも、日本で認められていない場合、それを使用した食品をアメリカは日本に輸出することができません。そこで、アメリカ側はそれらの添加物の認可を要求してきたのです。

そして、**厚生省はそれを受け入れ、11品目を一挙に認可するという、従来の方針を転換するようなことが行なわれた**のです。

これが一つのきっかけとなって、添加物の国際平準化が進行することになりました。現在もこの国際平準化は行なわれていて、とくに2002年からこの傾向は顕著になっています。

この年、厚生労働省は、経済のグローバル化にともなって盛んになっている食品の輸出入がスムーズに行なわれるように、国際平準化を積極的に進めていく方針を打ち出しました。アメリカやEU諸国などで使用が広く認められている添加物について、日本でも認可していこうというのです。

具体的には、それに該当する46品目の添加物がリストアップされ、それらを毎年認可していこうというものでした。その後、これらは次々に認可（指定）されて、添加物の数は増えていったのです。

「指定添加物」と「既存添加物」は何が違うか

現在、添加物には「**指定添加物**」と「**既存添加物**」があります。指定添加物は、厚生労働大臣が「使用してよい」と定めたものです。化学的合成品がほとんどですが、ヒマワリレシチンなど天然物も少しだけ含まれます。

ハムやウインナーソーセージなどに使われている亜硝酸Na、お菓子や飲料などに使われているスクラロース、アセスルファムK、アスパルテーム、輸入かんきつ類に使われているOPPやTBZなどは指定添加物です。2024年4月現在、指定添加物は476品目あります。

一方、既存添加物は、国内で広く使用されていて長い食経験のあるもので、例外的に使用が認められており、既存添加物名簿に収載されたものです。これらは、すべて天然物から得られたものです。

カラメル色素、即席袋めんやカップラーメンなどに使われているクチナシ黄色素、このほかキサンタンガム、トレハロース、ベニコウジ色素などが既存添加物です。2024年4月現在、既存添加物は357品目あります。

指定添加物と既存添加物を合わせると800品目以上となりますが、これら以外の品目を添加物として使用することは禁止されており、使用した場合、食品衛生法違反となります。

なお、指定添加物と既存添加物のほかに、「**一般飲食物添加物**」と「**天然香料**」というものがあります。一般飲食物添加物とは、一般に食品として利用されているものを添加物として使用するというものです。しょうゆやみそに使われているアルコール（酒精)、ダイズ多糖類、セルロース、赤キャベツ色素など約100品目がリストアップされています。これらは、もともと食品に含まれている成分なので、安全性に問題はありません。

また、天然香料は、自然界の植物や微生物などから抽出された香り成分で、なんと約600品目がリストアップされています。

ただし、一般飲食物添加物と天然香料は、ポジティブリスト方式にはなっていないのです。つまり、リストに載っていないものでも使うことができるのです。厚生労働省では、いちおうリストアップしておくことが必要と考えて、リストを作ったようです。その点が、前述の指定添加物と既存添加物との大きな違いです。

添加物は原則として「物質名」を表示

添加物の表示は、「食品表示法」に基づいて原則として「物質名」を書くことになっています。亜硝酸Naやアスパルテーム、アセスルファムK、スクラロース、安息香酸Naなどの具体的な名称が物質名です。

ちなみに、食品表示法は2015年4月1日から施行された、新しい法律です。それまで食品の表示については、食品衛生法、JAS法（日本農林規格等に関する法律）、健康増進法によって規定されていましたが、統一性がなく分かりにくいという批判がありました。そこで、それらの法律の食品表示に関する規定を整理・統合して、一元的な表示の仕方にしたのです。

これによって、食品の表示については、すべて食品表示法によって規定されることになりました。なお、具体的な表示の仕方などについては、この法律に基づいて作成された「食品表示基準」に示されています。

添加物は、食品表示基準に従って原材料名の欄に表示されています。まず、小麦粉や米、砂糖、食塩、しょうゆなどの食品原料が使用量の多い順に書かれ、「／」の後に添加物がやはり使用量の多い順に書かれています。製品によっては、食品原料と添加物を別枠で書いたり、改行して区別するようにしているケースもあります。

なお、この決まりは、指定添加物と既存添加物だけでなく、一般飲食物添加物や天然香料にも適用されます。

前述のように物質名とは、添加物の具体的な名称です。たとえば、亜硝酸Na、スクラロース、アセスルファムK、あるいはビタミンCやビタミンEなどです。

一方、**発色剤、甘味料、防カビ剤、着色料などというのは「用途名」**です。つまり、**どんな用途に使われているのかを示す**ものです。

なお、現在は物質名の表示が原則となっている添加物ですが、実は以前は、物質名は表示されていませんでした。私が学生の頃には、スーパーで売られている食品には、「合成保存料」「合成甘味料」「合成着色料」などという表示がなされていたのみでした。つまり、物質名ではなく、用途名を表示すればよかったのです。物質名が表示されるようになったのは1991年からです。

「機能性表示食品」と「トクホ」は似て非なるもの

ところで、現在、添加物の表示は食品表示法に基づいて行なわれていますが、「機能性表示食品」もこの法律に基づいて販売されているものです。

そしてご承知の方も多いと思いますが、2024年3月に大問題となった小林製薬の

「紅麹コレステヘルプ」も、機能性表示食品の一つです。

機能性表示食品と似たものに「トクホ（特定保健用食品）」があります。ただし、これらは似て非なるものです。

トクホは、健康維持に役立つ、特定の機能（働き）を持つ成分を含む食品のことですが、許可制であり、許可を受けたい企業が、効果や安全性を示すデータを消費者庁に提出し、それに基づいて審査が行なわれます。

そして、安全性と効果が認められれば、トクホとしての許可が得られ、一定の機能の表示が許可されるのです。その機能は、「お腹の調子を整える」「脂肪の吸収を抑える」「コレステロールを下げる」「糖の吸収をおだやかにする」「血圧を下げる」などに分類されています。トクホは、健康増進法に基づいて１９９１年に発足した制度です。

一方、機能性表示食品は、前述のように食品表示法に基づく制度です。加工食品やサプリメントに加えて、野菜や果物などの生鮮食品などについても、健康の維持・増進効果などを具体的に示せる、すなわち機能性表示ができるというものです。

機能性表示をするためには、安全性や機能性の根拠に関する情報、生産・製造・品質の管理に関する情報などを、販売日の60日前までに消費者庁に届け出る必要があります。
そして、それが受理されれば、機能性表示食品として、健康の維持・増進効果を表示して販売することができるのです。

「紅麹コレステヘルプ」以外の「機能性表示食品」でも、健康被害が報告されている

トクホは安全性や機能性について、消費者庁の審査があるのに対して、機能性表示食品はそれがまったくないのです。安全性や機能性については、企業自らが責任を持つことになっているのです。

しかし、企業というものは、どうしても利益優先になりがちです。したがって、安全性や衛生面で管理が不十分になって、その結果として「紅麹コレステヘルプ」のような製品が販売され、摂取した人に健康被害が発生したとも考えられます。しかも、この被害は氷山の一角のようです。

今回の問題を受けて、消費者庁が緊急に機能性表示食品として届けが出されている6795製品（1693事業者）を対象に調査したところ、これまでに医療従事者から35

製品・のべ147件（速報値）の健康被害が事業者に報告されていたことが分かりました。なかには、入院が必要な事例もあったとのこと。

しかし、これらの健康被害は消費者庁には今まで報告されておらず、［紅麹コレステヘルプ］による健康被害が明るみに出て、消費者庁が調査を行なって初めて分かったのです。

消費者庁に届けが出されている6800近い機能性表示食品のうち、約70％が実際に販売されています。それだけ多くの人がさまざまな機能性表示食品を摂取しているわけです。そのなかには、摂取が原因とは知らずに、体調不良に陥っている人がいるかもしれません。

これまでに食経験の少ない原材料を使った製品で、「本当に安全なのかな？」と疑問を感じたり、もしくは摂取して体調がすぐれなくなったりした場合は、即刻、摂取をやめるほうがよいでしょう。

使用目的が載っている添加物は毒性が強い

原材料名　牛乳、コーヒー、砂糖、全粉乳、デキストリン／カゼインNa、乳化剤、香料、酸化防止剤（ビタミンC）、甘味料（アセスルファムK、スクラロース）

缶コーヒーの原材料名の例

前述のように、現在添加物は原則として、物質名を表示することになっています。

上の図は、缶コーヒーの原材料名の例です。「カゼインNa」「ビタミンC」「アセスルファムK」「スクラロース」が物質名です。こうした表示によって、具体的にどんな添加物が使われているのか分かるのです。

一方、「乳化剤」「香料」「酸化防止剤」「甘味料」というのは、使用する目的を表した用途名です。乳化剤は水と油など混じりにくいものを混じりやすくするもの、香料は文字通り香りをつけるもの、酸化防止剤は食品成分の酸化を防ぐもの、甘味料は甘味をつけるものです。

上の図では、「酸化防止剤（ビタミンC）」のように、用途名と物質名の両方が表示されています。つまり、酸化防止剤としてビタミンCが使われていることを示しています。このように両方表示することを「用途名併記（へいき）」といいます。

消費者庁では、一部の添加物について用途名併記を義務づけているため、このように表示されているのです。用途名併記が義務づけられている添加物は、次の用途に使われるものです。

- **酸化防止剤**……酸化を防止する
- **甘味料**……甘味をつける
- **着色料**……着色する
- **保存料**……保存性を高める
- **漂白剤**……漂白する
- **発色剤**……黒ずみを防いで、色を鮮やかに保つ
- **防カビ剤（防ばい剤）**……カビの発生や腐敗を防ぐ
- **糊料（増粘剤、ゲル化剤、安定剤）**……トロミや粘性を持たせたり、ゼリー状に固める

なお、着色料の場合、添加物名に「色」の文字がある場合、用途名を併記しなくてよいことになっています。たとえば、「カラメル色素」は、「色素」の文字があるので、用途名は併記されていません。着色料と書かなくても、使用目的が分かるからです。

それから、重要な点があります。それは、**用途名併記の添加物は毒性の強いものが多い**ということです。消費者庁では、消費者がどんな添加物なのかを知って、自分で判断できるように、物質名と用途名の併記を義務づけているのです。

ただし、すべて毒性が強いというわけではなく、なかには酸化防止剤の「ビタミンC」や「ビタミンE」、着色料の「β－カロチン」などのように、毒性がほとんどないものもあります。

ちなみに、第1章の「10大食品添加物」は、ほとんどが用途名併記の添加物です。

添加物の「一括名表示」という巧妙な抜け穴

添加物は原則として物質名が表示されることになっていて、しかも、甘味料や酸化防止剤、着色料などは用途名も併記されることになっています。ということは、表示を見ればどんな添加物が使われているのか、すべて具体的に分かるはずです。

ところが、実際には違うのです。**「一括名表示」という大きな抜け穴があって、大半の添加物は物質名が表示されていない**のです。

一括名とは、用途名とほぼ同じです。もう一度、169ページの図を見てください。ここでは「乳化剤」と「香料」が一括名です。

乳化剤には、ショ糖脂肪酸エステルやプロピレングリコール脂肪酸エステル、ポリソルベート60など合成のものが12品目ありますが、どれをいくつ使っても、「乳化剤」という表示だけでよいのです。

また、香料も合成のものが160品目程度ありますが、どれをいくつ使っても「香料」とだけ表示すればよいのです。これが一括名表示です。この場合、消費者には具体的にどんな添加物が使われているのか分かりません。

使用添加物を全部表示させると、スペース上、表示しきれないケースも出てくるので、このような一括名表示が認められているのです。また、具体的な名前を知られたくないという業者側の事情もあります。

実は一括名表示が認められている添加物は、とても多いです。それは、次のようなものです。

- **香料**……香りをつける
- **乳化剤**……水と油などを混じりやすくする
- **調味料**……味つけをする
- **酸味料**……酸味をつける
- **膨張剤**……食品を膨らます
- **pH調整剤**……酸性度やアルカリ度を調節し、保存性を高める
- **イーストフード**……パンをふっくらさせる
- **ガムベース**……ガムの基材となる
- **チューインガム軟化剤**……ガムをやわらかくする
- **豆腐用凝固剤**……豆乳を固める

・かんすい……ラーメンの風味や色あいを出す
・苦味料……苦味をつける
・光沢剤……つやを出す
・酵素……たんぱく質からできたもので、さまざまな働きがある

以上ですが、それぞれの一括名に当てはまる添加物は、だいたい数十品目あり、香料は160品目程度もあります（ただし、天然香料は除く）。

したがって、添加物の多くは、いずれかの一括名に当てはまることになり、結局のところ、多くは物質名が表示されないことになってしまうのです。

なお、一括名表示が認められている添加物の場合、多くはそれほど毒性の強いものではありません。そのため消費者庁も、物質名ではなく一括名を認めているという面がなくはありません。

しかし、近年使用が認められた乳化剤のポリソルベート類のなかには、発がん性が疑われるものがあり、また、香料のなかにも毒性の強いものがあるのも事実です。

表示免除の添加物もある

このほか、表示免除が認められている添加物があります。つまり、添加物を使っていても、表示しなくてよいのです。それは次の3種類です。

まず、「**栄養強化剤（強化剤）**」。これは、食品の栄養を高めるためのもので、ビタミン類、アミノ酸類、ミネラル類があります。

体にとってプラスになり、安全性も高いと考えられているので、表示が免除されているのです。ただし、メーカーの判断で表示してもかまいません。

次に、「**加工助剤**」。これは、食品を加工・製造する際に使われる添加物で、最終食品には残らないもの、あるいは残っても微量で食品の成分には影響を与えないものです。

たとえば、塩酸や硫酸などがこれにあたります。これらは、たんぱく質を分解する目的で使われていますが、水酸化ナトリウム（これも添加物の一つ）などによって中和して、食品に残らないようにしています。この場合、加工助剤と見なされ、表示が免除されます。

もう一つは「**キャリーオーバー**」というもので、原材料中に含まれる添加物が対象となります。

たとえば、せんべいの原材料は米としょうゆですが、しょうゆのなかに保存料が含まれることがあります。この保存料がせんべいに残らないか、あるいは残っても微量で効果を発揮しない場合、これが「キャリーオーバー」に当たります。そのため保存料は表示免除となり、原材料名は「米、しょうゆ」という表示になります。

このほか、店頭でバラ売りされているパン、ケーキ、あめなども、添加物の表示をしなくてよいことになっています。弁当店などで調理して売られている弁当も同様です。つまり、容器・包装に入っていない食品は、添加物を表示しなくてもよいのです。

ただし、レモンやオレンジ、グレープフルーツなどについては、バラ売りされているケースでも、OPPやTBZ、その他の防カビ剤が使われていた場合、プレートやポップなどを使って表示しなければなりません。

また合成甘味料のサッカリンNaも、キャンディなどに使われていた場合、同様に表示しなければなりません。

「無添加」「〇〇不使用」の表示がされなくなった！

ところで、最近、牛丼の松屋に入ったところ、店内が以前と変わっていたのに驚きました。「『化学調味料』『人工甘味料』『合成着色料』『合成保存料』は使用しておりません」と書かれたポスターがなくなっていたのです。

消費者庁が「食品添加物の不使用表示に関するガイドライン」を策定し、そのなかで「無添加」や「添加物不使用」という表示を禁止し、２０２２年４月からそれが実施されたからです。移行期間は２年間のため、２０２４年４月からはこうした表示はほとんどなくなることになります。

「添加物をとりたくない」という人のなかには、「無添加」「〇〇不使用」などの表示を見て製品を選択していた人もいると思いますが、それができなくなってしまうのです。

こうした表示には一部に問題があったことは事実です。「無添加」との表示を見て、「添加物は使っていないんだ」と思って買ってみると、「無添加」という文字の下に小さく「合成着色料、合成保存料」などと書かれていることが珍しくありませんでした。

つまり、それらの添加物は使っていないが、ほかの添加物は使っているということであり、けっして無添加ではないのです。これは巧妙に消費者を欺いているといえます。

こうした問題はずっとくすぶっていたのですが、これが社会的な問題になった事件があります。それはイーストフードと乳化剤の表示をめぐって大手製パン会社の間で繰り広げられた激しいバトルです。

大手製パン会社同士の激しいバトル

食パンは無添加の製品が増えています。敷島製パンの［パスコ　超熟］には添加物は使われていません。そのため「イーストフード・乳化剤は使っていません」と表示していました。またフジパンの［本仕込］にはビタミンCが添加されていますが、その他の添加物は使われておらず、「イーストフード・乳化剤は使用しておりません」と表示していました。

一方、山崎製パンでは、［超芳醇］や［ダブルソフト］などに乳化剤やイーストフードを添加しています。そのため「〇〇不使用」という表示はできませんでした。

こうした状況に対して、山崎製パンは2019年3月、ホームページ上で「『イーストフード、乳化剤不使用』等の強調表示について」と題して、「パスコ　超熟」や「本仕込」などの表示を、「不適切な表示であり、ただちに取りやめるべき」と厳しく非難したのです。

その理由の一つは、「安全性が国際的に公認され、国が科学的根拠をもって安全性を評価し、広く使われているイーストフードや乳化剤に何か問題があり、『不使用』強調表示がされている食パンや菓子パンが、食品安全面、健康面で、あたかも優位性がある商品のように誤認される恐れがあり適切な表示とは言えません」というものでした。

なお、**これらの指摘を受けて、敷島製パンとフジパンは「イーストフード・乳化剤不使用」の表示をとりやめると発表**しました。

このバトルは新聞でも取り上げられ、消費者庁は2021年3月に「食品添加物の不使用表示に関するガイドライン検討会」を設置し、「無添加」や「〇〇不使用」などについて、議論が行なわれました。

そして2022年3月30日、「食品添加物の不使用表示に関するガイドライン」が公表されたのです。

理不尽すぎる国のガイドライン

同ガイドラインでは、食品表示法の禁止事項に該当する恐れがある表示として、「単なる『無添加』の表示」「無添加あるいは不使用を健康や安全の用語と関連付けている表示」「無添加あるいは不使用の文字等が過度に強調されている表示」など10類型を示しました。

その理由の一つとして、「食品添加物は、安全性について評価を受け、人の健康を損なうおそれのない場合に限って国において使用を認めていることから、事業者が独自に健康及び安全について科学的な検証を行い、それらの用語と関連付けることは困難であり、実際のものより優良又は有利であると誤認させるおそれがある」と記しています。

しかし、「人の健康を損なうおそれのない場合に限って国において使用を認めている」というのは本当なのでしょうか？

添加物の安全性はすべてネズミやイヌなどの動物によって調べられているだけです。

つまり、人間で安全性が確認されているわけではなく、人間が食べて本当に安全かどうかは分かっていないのです。

そもそも動物実験で分かるのは、がんができるか、腎臓や肝臓などの臓器に障害が出るか、体重が減るかなど、かなりはっきりとした症状です。

人間が添加物を摂取した際の微妙な影響、すなわち舌や歯茎、口内粘膜への刺激感、あるいは胃が張ったり、痛んだり、もたれたり、重苦しくなったりなどの胃部不快感、さらに下腹の鈍痛、アレルギーなど、自分で訴えないと他人には伝わらない症状は動物では確かめようがないのです。

また、**人間が受けるこうした微妙な影響は、添加物が複数使われていたときに現れやすい**と考えられます。さまざまな添加物の刺激を、胃や腸などの粘膜が受けることになるからです。

しかし**動物実験では、複数の添加物を与える実験は行なわれていません**。1品目を与えて、その毒性を調べているだけなのです。つまり、複数の添加物の影響については分かっていないのです。

添加物にはこうした問題があるので、「無添加」と表示された製品を買い求める消費者が少なくないのです。また危険性が指摘されている保存料、合成着色料、発色剤、人工甘味料などについて「不使用」と表示された製品を買い求める人もいるのです。

したがって、そうした表示を認めないというのは、現状を無視した判断であり、また消費者の心理や状況を考えない、誤った決定といえるでしょう。

消費者庁には、その名称の通り、消費者側に立った行政を行なってもらいたいものです。

第3章 国や企業は信用できない！添加物には、こんな悪影響がある

安全性を人間で調べたわけではない

「添加物は体に悪そう」と思っている人は多いでしょう。内閣府の食品安全委員会が消費者らを対象にした調査でも、添加物の安全性について「ひじょうに不安」「ある程度不安」と答える人が、毎年5～6割にのぼっています。

消費者の多くが添加物の安全性に不安を抱く理由の一つは、「安全性が高い」として使用が認められていた添加物が、急に「発がん性が認められた」という理由で使用禁止となった例が、過去に何度もあったからでしょう。

第2章で紹介した合成甘味料のチクロや殺菌料のAF－2などがそうですし、この後で取り上げる漂白剤の過酸化水素もそうです。

さらに、**認可されている添加物が、人間に対して安全なのかどうかは実際のところ分かっていない**、ということも理由でしょう。

厚生労働省は、使用が認められている添加物について、「安全性に問題はない」と言っています。ところが、添加物の安全性はすべてネズミなどを使った動物実験によって調べられたもので、人間では調べられていません。

添加物をえさに混ぜてネズミに食べさせたり、直接添加物を与えたりして、その影響を調べているにすぎないのです。そして、その結果から「人間に使っても大丈夫だろう」という推定に基づいて使用を認めているにすぎません。

しかし、ネズミなどの動物と人間とは、当然ながら違います。ネズミでは悪影響が現れなくても、体の構造が複雑でデリケートな人間では悪影響が出るかもしれません。

添加物の人間に対する影響は本当は分かっておらず、今まさに私たちの体で試されている状態なのです。ですから「実験台になりたくない」と感じるのは、当然の心理だと思います。

合成添加物の一部がとくに危険

指定添加物は、そのほとんどが化学的に合成されたもの、すなわち合成添加物です。そして、その一部がとくに危険なのです。

合成添加物は次の2種類に大別されます。

①自然界にまったく存在しない化学合成物質
②自然界に存在する成分を真似て化学合成したもの

①に該当するものは、赤色102号、黄色4号などのタール色素、防カビ剤のOPP、TBZ、合成甘味料のスクラロース、アセスルファムK、後述する酸化防止剤のBHA（ブチルヒドロキシアニソール）、BHT（ジブチルヒドロキシトルエン）などで、体内で分解できないものが多く、そのため毒性を発揮することが多いのです。

一方、②に該当するのは、乳酸、クエン酸、リンゴ酸などの酸、L－グルタミン酸Na、グリシンなどのアミノ酸類、ビタミンA、B_1、B_2、C、Eなどのビタミン類、ソルビトールなどの糖アルコールなどがあります。これらは、もともと食品に含まれている成分が多いので、毒性はそれほどありません。

ただし、人工的に合成された純粋な化学物質であるため、大量に摂取したり、あるいは何種類も一度に摂取すると、口内や胃、腸の粘膜を刺激して、痛みや不快な症状を起こすことがあります。

仮にですが、プラスチックが食品に混ぜられていたら、みなさんはどう思うでしょうか？　おそらく「食べたくない」と思うでしょう。

化学的に合成されたプラスチックは、いうまでもなく食べ物ではありません。体内に入った場合、消化・吸収されず、体にとって何もプラスになることはありません。

①の自然界にまったく存在しない化学合成物質は、プラスチックと同じようなものなのです。それは体内に入っても、プラスチックと同様に代謝されません。つまり、消化・分解されることがほとんどないのです。

そして、腸から吸収されて血液中に入って、体中をグルグルめぐり、細胞を傷つけたり、遺伝子を変異させたりするのです。

自然界にない化学合成物質は未知の部分が多い

①に該当する化学合成物質は近年になって作られたものが多く、それだけ未知の部分も多いのです。そのため、人間が摂取した場合に、どのような影響をおよぼすかも未知

であり、安全であるかどうかは本当のところ分かっていません。

第1章で取り上げた添加物は、ほとんどが①に当てはまるものです。しかも、それらは動物実験によって、発がん性や催奇形性が認められたり、それらの疑いがあったり、あるいは体内で発がん性物質に変化したり、ひじょうに強い急性毒性があったりと、どう見ても食品に混ぜるべきものではないのです。

これらを微量とはいえ、毎日摂取し続ければ、がんや臓器の機能低下などの障害が現れる可能性があります。そこで、「食べてはいけない10大食品添加物」としてあげたのです。これらを摂取しないように心がけることで、がんや先天性障害などの発生をかなり防げるのではないかと考えています。

ところで、10大食品添加物以外にも、危険性の高いものがあります。まず、正月のおせち料理に欠かせないカズノコに使われている漂白剤の「過酸化水素」です。

1980年1月11日に突然、旧・厚生省は「過酸化水素に発がん性があることが分かったので、可能な限り使用しないように」という通達を食品業界に出しました。同省の助成金による動物実験で、発がん性が確認されたからです。

その実験とは、過酸化水素を０・１％および０・４％の濃度に溶かした飲料水をマウスに74日間飲ませたところ、十二指腸にがんが発生したというものでした。

しかし、困ったのは食品業者でした。この頃、過酸化水素は漂白剤や殺菌料として、ゆでめんやかまぼこ、カズノコなどに使われていたからです。業界は混乱し、この通達によってこうむった損害を賠償するように、日本政府に要求した食品業者もありました。

こうした動きに厚生省はうろたえてしまい、「過酸化水素を使ってもよいが、製品に残存しないように」と、規制を後退させました。ところが、過酸化水素が残存しているかどうかを調べるのは難しく、当時はまだその技術が確立されていませんでした。結局、残存しないことを確認できないことが分かり、事実上の使用禁止となったのです。

これで一番困ったのはカズノコ業者でした。ゆでめんやかまぼこなどは、ほかの食品添加物を使うことで対応できましたが、カズノコの場合、きれいに漂白するための添加物がほかに見つからなかったのです。

そこで、業界をあげて過酸化水素を取り除く研究が始まりました。

そして、翌年にはその技術が開発されました。それは、カズノコを漂白した後に残った過酸化水素を、「カタラーゼ」という酵素で分解し、取り除くという方法でした。

そこで厚生省は、「最終食品の完成前に分解又は除去すること」という条件の下に使用を再度、認めたのでした。

市販のカズノコから発がん性物質を発見

しかし、本当にすべて分解されているのでしょうか？

疑問を持った私は、市販されている製品を調べてみました。

１９９５年と少し古い話になるのですが、福音館書店発行の月刊誌「母の友」11月号にカズノコに関する記事を書いた際に、市販のカズノコを独自に調査したのです。

調べたのは次の４製品です（当時）。

1　小田急百貨店（東京都新宿区）の［塩数の子］（１９９５年3月28日加工）
2　丸正食品（東京都渋谷区）の［味付け数の子］
3　ヨークマート（東京都港区）の［味付数の子］（１９９５年４月４日加工）

4　東武百貨店（千葉県船橋市）の［塩数の子］（1995年4月6日加工）

購入したこれらの製品を、一般財団法人・日本食品分析センターに持参して、過酸化水素が残っていないか調べてもらいました。その結果、東武百貨店の［塩数の子］と、ヨークマートの［味付数の子］から、0・2ppmの過酸化水素が検出されたのでした。

これは、食品衛生法に違反していることになり、製品の回収ということにもなりかねない重要な事実です。

残りの2製品は、検出限界値（0・1ppm）以下でした。なお、ヨークマートの［味付数の子］は新潟県の加工業者から、東武百貨店の［塩数の子］は、北海道の加工業者から仕入れたものでした。

今もカズノコの漂白には、過酸化水素が使われています。塩カズノコで、やけにきれいな色をしている製品は使われている可能性大です。そして、それらには過酸化水素が残っているかもしれないのです。

以前東京都・渋谷の日本料理店で、刺身や天ぷらなどの入った弁当を食べたことがあるのですが、小さなカズノコが添えられていて、私は多少不安を感じながらも食べてみました。すると、消毒薬のような変な味がしました。もしかすると、過酸化水素が残留していたのかもしれません。

「過酸化水素を使っていないカズノコを食べたい」という人には、しょうゆで味つけされた製品をおすすめします。しょうゆで茶色っぽく色づけされているため、きれいに漂白する必要がなく、過酸化水素が使われていないからです。

ただし、原料の段階で漂白されてしまっているカズノコを使用した場合は、こうした製品でも過酸化水素が使われている可能性があります。したがって、１００％使っていないとはいえませんが、きれいな塩カズノコに比べれば、使っていない確率は高いといえます。

煮干しにも発がん性物質が！

発がん性が確認されたにもかかわらず、今も使用が認められている添加物はほかにもあります。**それは、酸化防止剤の「ＢＨＡ」です。これは煮干しなどに使われています。**

ＢＨＡに発がん性があることが分かったのは、40年ほど前のことです。名古屋市立大学の研究グループが、ＢＨＡを０・５％および２・０％含むえさと、それをまったく含まないえさをラットに与えて、２年間飼育しました。その結果、２・０％含むえさを与えたラットの前胃にがんが発生しました。

この結果を受けて、当時の厚生省は、ＢＨＡを使用禁止にする措置をとりました。ところが、思わぬところからクレームがきました。アメリカやヨーロッパの国々の政府です。それらの国では、ＢＨＡが食品添加物として使われていました。そのため、日本がＢＨＡを使用禁止にすると、それらの国の消費者に不安と混乱を生じさせるというのでした。

厚生省はそれらのクレームをあっさり受け入れてしまい、使用禁止の措置を撤回しました。しかし、ＢＨＡに発がん性があることが分かった以上、そのまま使用を認めるというわけにもいきません。苦肉の策として、その使用をパーム原料油とパーム核原料油だけに限定し、それらから作られた油脂は、「ＢＨＡを含有するものであってはならない」という条件をつけたのです。

口紅などの化粧品にも要注意

ところが、これら2つの条件は、1999年4月に撤廃されてしまいました。そして、油脂やバター、魚介乾製品、魚介冷凍品などに使えるようになりました。撤廃の理由は、「人間には前胃がなく、がんを起こすかは不明」というものでした。

しかし、人間に前胃があろうとなかろうと、動物実験でがんを起こすことが確認されたのですから、そのような化学合成物質の使用を禁止することは当然だと思います。にもかかわらず、厚生省はわけの分からぬ理屈をつけて、使用を広く認めたのです。

幸いなことに現在、BHAはほとんど使われていません。代わりに安全性の高いビタミンEが酸化防止剤として使われています。ただし、ときおり「酸化防止剤（BHA）」と表示された煮干し製品を見かけますので、注意していただきたいと思います。

BHAに似た添加物に「BHT」があります。同じく酸化防止剤です。BHTもラットを使った実験で、肝臓にがんを発生させることが確認されています。

また、0・1%をラードとともにえさに加えて、ラットに食べさせた実験では、交配して誕生した子どもに、無眼球症（眼球が完全に欠損した状態）が認められました。つまり、催奇形性の疑いもあるわけです。しかし、がんが発生しなかったという動物実験のデータもあるため、グレーの状態であり、使用禁止にはいたっていないのです。

ＢＨＴは食品にはほとんど使われていませんが、リップクリームや口紅、日焼け止めクリームなどにはよく使われています。リップクリームや口紅の場合、唾液に溶けて体内に入っていく可能性があります。したがって、「ＢＨＴ」と表示された製品は使わないようにしたほうがよいでしょう。

とくに妊婦は添加物に気をつけるべし

発がん性と並んで心配される毒性に、催奇形性、すなわち胎児に障害をもたらす毒性があります。第1章で取り上げた防カビ剤のＴＢＺは、マウスを使った実験で催奇形性が確認されています。

ＴＢＺは、輸入されたレモン、グレープフルーツ、オレンジの皮だけでなく、果肉からも検出されています。したがって、それらのかんきつ類を妊娠した女性が食べ続けた場合、胎児に対する影響が心配されるのです。

また、合成甘味料のアセスルファムＫの場合、妊娠ラットを使った実験で、胎児に移行することが確認されています。この実験では、胎児に対する影響は確認されていないようですが、人間の場合どうなるのか、確たることは分かりません。

このほかにも、胎児に移行する添加物があるかもしれません。というのも、ＴＢＺやアセスルファムＫと似たような化学合成物質は、胎児に移行すると考えられるからです。すなわち、自然界に存在しない化学合成物質で、体内で分解されず、分子量の比較的小さなものです。防カビ剤のＯＰＰやジフェニル、合成甘味料のサッカリンNaなどはこれらの条件を満たすので、その可能性があります。

いうまでもなく胎児というのは、ひじょうにデリケートな存在です。**とくに受精後、細胞が盛んに分裂しているときには、周辺の影響を大きく受ける**と考えられます。

そんなときに、毒性のある化学合成物質が作用した場合、細胞の分裂、そして手や足、頭などへの分化が障害を受けることが予想されます。したがって、できるだけ成長を妨害するような化学合成物質が胎児に達しないようにしなければなりません。

その意味でも、１８６ページの①に該当するような、自然界にまったく存在しない化学合成物質である添加物は、できるだけ摂取しないようにしたほうがよいでしょう。

肝臓や腎臓はダメージを受けやすい

このほか、各臓器に対するダメージも心配されます。とくに肝臓に対するダメージが心配されるのです。というのも、肝臓は体内に入ってきた毒性物質を解毒する器官だからです。

通常、化学合成物質は、体内に入ってきて、消化・分解されずに吸収された場合、体内を異物となってグルグルめぐり、肝臓で処理されることになります。ところが、それは肝臓にとって負担になりますし、処理できない場合は肝臓の細胞がダメージを受けることが考えられるのです。

肝臓の場合、細胞が壊れるとGPTなどの酵素が増えるため、その量を調べることで、ダメージを受けているかどうかを知ることができます。

第1章で述べたようにアセスルファムKの場合、イヌを使った実験でGPTが上昇することが分かっています。したがって、肝臓にダメージを与える可能性があるのです。

アセスルファムKのほかにも、似たような添加物は、肝臓にダメージを与える可能性があると考えられます。

また、腎臓に対する影響も心配されます。**腎臓はひじょうに繊細な臓器で、一度組織が壊れると、元に戻ることがありません。**したがって、一度腎臓機能を失った人は、一生人工透析を受け続けるか、腎臓移植をしないと生命を維持することができないのです。

体内に入ってきて、消化・分解されずに吸収されて、体内をグルグルめぐった化学合成物質は、やがて腎臓に達して、尿とともに排泄されます。その際に、化学合成物質が腎臓の本体といえる糸球体や尿細管などにダメージを与えることはないのか心配されるのです。

しかし、仮に添加物が肝臓や腎臓にダメージを与えたとしても、その因果関係を明らかにすることは不可能でしょう。それらの機能を低下させる要因はほかにもいろいろあるので、原因を特定することは難しいからです。

したがって、私たちができることは、そうした化学合成物質をできるだけ摂取しないようにすることなのです。

添加物は免疫力を低下させる可能性もある

もう一つ心配されるのは、「免疫」に対する影響です。つまり、免疫力を低下させたり、免疫を刺激してアレルギーを起こすことがあるのです。

免疫とは、体を守る防衛軍のようなもので、ひじょうに重要です。もし免疫がなかったら、人間は生きていくことができません。

実は、目には見えませんが、空気中にはカビや細菌などの微生物が浮遊していて、我々の体のなかに侵入しようと常に狙っているのです。それを防いでいるのが、免疫です。

それでも十分に防ぎきれなくて、とくに冬場には風邪ウイルスやインフルエンザウイルスなどの侵入を受けて、それらの症状が発生するのです。

また、おそらく耳を疑いたくなると思いますが、私たちの体のなかにはカビや細菌、ウイルスなどが無数に棲みついています。それが異常に増えすぎないようにしているのも免疫です。

ところが、添加物のなかには、その大切な免疫の働きを低下させる可能性のあるものがあります。

まずあげられるのが、第1章でも取り上げた、合成甘味料のアセスルファムKです。イヌを使った実験で、リンパ球を減少させることが分かっているのです。

リンパ球は免疫の要となる白血球で、それが減少すれば確実に免疫力は低下します。ちなみに、エイズ（後天性免疫不全症候群）は、HIV（ヒト免疫不全ウイルス）によって、リンパ球の一種のTリンパ球が破壊され、それが減少することによって起こる病気です。

じんましんを起こす添加物

添加物が免疫を変に刺激して、アレルギーを起こすという心配もあります。第1章で述べたように、タール色素の赤色102号、黄色4号、黄色5号がじんましんを起こすことは、皮膚科医の間ではよく知られています。おそらく免疫がそれらを「異物」として認識し、排除しようとした結果、じんましんという症状が現れると考えられます。

また、それは一種の警告反応ともいえます。

タール色素は体にとって、何もプラスにはなりません。たんぱく質や炭水化物などと違って、栄養にはならないからです。

タール色素は分子量が小さいので、腸から吸収されて体のなかをグルグルとめぐります。おそらくそれは体にとって邪魔なものでしょう。

また、遺伝子などを突然変異させる可能性がある危険なものともいえます。

そこで、**体の防衛軍である免疫は、それを排除しようとしたり、「変なものが入ってきている」と警告する**と考えられます。その結果、皮膚が赤くなったり、腫れたりというじんましんの症状が現れるのです。これによって、本人は変なものが体内に入ってしまったことが分かるというわけです。

じんましんを起こすことが知られている赤色１０２号、黄色４号、黄色５号はよく使われているので、それだけ子どもなどが摂取する機会が多く、じんましんを起こすケースも多いということだと思います。

ですから、ほかのタール色素でも、摂取すれば、人によってはじんましんを起こすことが考えられます。

調味料として使われた添加物で、灼熱感や動悸が

以上は、いずれも主に186ページの①の自然界にまったく存在しない化学合成物質の害を示したものです。

では、もう一つの合成添加物、すなわち②の自然界に存在する成分を真似て化学合成したものはどうでしょうか？

それらには、アジピン酸やグルコン酸、乳酸などの酸味料、L－グルタミン酸Naなどの調味料、ビタミンA、C、Eなど数多くあります。

これらはもともと食品に含まれているものが多いので、毒性はそれほどなく、ある程度安心できます。

しかし、**そうしたものでも、一度に大量に摂取すると、悪影響をもたらすことがあります。その典型は、調味料のL－グルタミン酸Na**です。

L－グルタミン酸Naは、最もよく使われている添加物の一つです。

「調味料（アミノ酸）」または「調味料（アミノ酸等）」と表示されていたら、L－グルタミン酸Naが使われていると思って間違いありません。カップめん、インスタントラーメン、ポテトチップス、スナック菓子、コンビニ弁当、コンビニおにぎり、だしの素、パスタソース、スープの素などなど、あげていったらきりがないほど多くの食品に使われています。

L－グルタミン酸Naは、もともとはこんぶに含まれるうま味成分で、1908年に化学者の池田菊苗博士によって発見されました。その後、化学合成されるようになり、現在はサトウキビなどを原料に発酵法によって生産されています。

こんぶに含まれる成分ですから、安全性は高く、動物実験でも毒性はほとんど認められていません。しかし、純粋な化学物質であるため、一度に大量に摂取すると、その影響が出るのです。

実はL－グルタミン酸Naをめぐっては、過去にアメリカである事件が発生しているのです。1968年、ボストン近郊の中華料理店において、ワンタンスープを飲んでいた人たちが、顔面や首、腕にかけて灼熱感（しゃくねつかん）やしびれ感、さらに動悸やめまい、全身のだるさなどを訴えました。

そこで、原因調査が行なわれて、ワンタンスープに多量に入れられていたＬ－グルタミン酸Naが「犯人」とされたのです。

添加物による症状は個人差が大きい

この症状は、「中華料理店症候群」と名づけられました。おそらくＬ－グルタミン酸Naが大量だったため消化管がうまく処理できず、素早く吸収されて血液中に入ってしまい、特定の細胞や神経が刺激されたと考えられます。

こうした症状は、市販のカップめんなどを食べたときにも起こるようです。Ｌ－グルタミン酸Naが大量に使われているため、スープに溶けたそれが腸から吸収され、全身をめぐって、腕や肩、顔面などに灼熱感をもたらすと考えられます。

私はこれまで何度かカップめんを試食していますが、その際にいつも肩や腕、顔に灼熱感がありました。それはお湯やお茶を飲んだときに体が熱くなる感じとはまったく違っていて、まさに「灼熱感」という言葉がぴったりなのです。

さらに動悸を感じることもありました。また、カップスープを飲んだときにも、同様な灼熱感がありました。これにもＬ－グルタミン酸Naが使われていました。

ただし、こうした添加物によって受ける影響は個人差があり、感じる人と感じない人がいるようです。そのためまったく感じない人にとっては、「いったい何を言っているんだ」ということになりますし、一方、感じる人にとっては深刻な問題になるのです。

しかし、**感じない人でも、何らかの影響を受けていることは間違いなく、それを認識するかしないかの違い**と考えられます。

天然添加物にも注意すべき

添加物はほかに、植物や海藻、昆虫、細菌、鉱物などから、色素や粘性物質などの特定成分を抽出したもの、すなわち天然添加物（既存添加物）があります。

２０２４年４月現在、３５７品目の使用が認められています。

天然添加物は、自然界にあるということもあって、これまでの動物実験では全般的に合成添加物に比べて毒性が低いことが分かっています。

ただし、なかには「アカネ色素」のように危険なものもあります。アカネ色素はハムやソーセージに使われていたのですが、新たな動物実験で発がん性が認められたため、2004年7月に使用が禁止されました。したがって、天然添加物についても、十分な注意を払っていかなければならないのです。

とくに以下に示す天然添加物は、安全性の点で問題がありますので、できるだけ避けるようにしてください。

・トラガントガム（増粘剤）……マメ科の植物であるトラガントの分泌液を乾燥させて得られた増粘多糖類。**ゼリー菓子やソース、ドレッシングなどに使用。**しかし、マウスに対して、1・25％および5％含むえさを96週間与えた実験では、メスで体重がやや少なく、前胃に乳頭腫、がんの発生が認められた。用量依存性がなかったことから、発がん性があるとは認められなかったが、安全とはいい難い。

・ファーセレラン（増粘剤）……ススカケベニ科のフルセラリアの全藻より、加熱した水、またはアルカリ性水溶液で抽出した増粘多糖類。**アイスクリームやヨーグルト、ゼリーなどに使用。**鶏卵1個あたり5㎎を投与したところ、眼や上顎に異常が認められた。

・**カラギーナン（増粘剤）**……ミリン科のキリンサイ属などの全藻を乾燥、粉砕して得るか、またはその全藻より、加熱した水酸化カリウムで処理し、乾燥、粉砕して得られた増粘多糖類。**しゃぶしゃぶのたれ、ドレッシング、スープ、デザート食品などに使用。**しかし、ラットに対して発がん性物質を投与し、さらにカラギーナンを15％含むえさを与えたところ、結腸腫瘍の発生頻度が高くなることが観察された。また、発がん性物質を投与せずに、カラギーナンを含むえさだけを与えた場合、ラット1匹に結腸腺腫が見られた。

・**ツヤプリシン（保存料）**……ヒノキ科のひばの幹枝または根から、アルカリ性水溶液とヘキサンで抽出したもので、ヒノキチオールともいう。**チーズやパン、ジャム**

などに使用。妊娠マウスに、オリーブ油に溶かしたヒノキチオールを体重1kgあたり0・42g、0・56g、0・75g、1・0gそれぞれ1回経口投与した実験で、口唇裂、口蓋裂、短尾などが見られ、催奇形性のあることが示された。

天然添加物でもアレルギー症状は出る

このほか、天然添加物のなかにはアレルギーを引き起こすものがあります。

消費者庁は、2012年5月、「コチニール色素」が、呼吸困難などの重い急性アレルギーを起こす可能性があるとして注意を呼びかけました。

コチニール色素は、中南米に生息するエンジムシという昆虫から抽出された赤色の色素で、カルミン酸を主成分としています。

清涼飲料や菓子類、ハム、かまぼこなどに使われています。また、医薬品や化粧品(口紅やアイシャドーなど)にも使われています。

同庁によると、これまでにコチニール色素を含む化粧品の使用や食品の摂取によって、かゆみやじんましん、発疹(ほっしん)、呼吸困難などのアレルギー症状を示した例が報告されているといいます。

また、赤色の色素を含む化粧品を使用してかゆみを覚えていた女性が、コチニール色素が使用された食品を食べたところ、呼吸困難をともなった重篤なアレルギー症状を示したケースもあるといいます。

これはほんの一例ですが、ほかにもじんましんなどを起こす天然添加物があるかもしれません。したがって、何かを食べてじんましんなどを起こした際には、どんな添加物が使われているのかをチェックして、その添加物を含む食品は食べないようにする必要があるでしょう。

第4章 添加物から体を守るために心得ておくべきこと

「10大食品添加物」は極力、口に入れない

今の時代に生きている限り、添加物をまったくとらないようにすることはまず不可能です。生協で売られている食品にも、添加物は含まれています。したがって、できるだけ危険性の高い添加物をとらないようにして、害をこうむらないように注意することが現実的な対処法です。

そのためには、まず本書で取り上げた「10大食品添加物」を含んだ食品をできるだけ食べないようにしてください。

これらはほとんど物質名が表示されているものです。そして、多くは用途名も併記されています。したがって、原材料名をきちんと見れば、使われているかどうかを確認できるのです。もしこれらの添加物の名が書かれていたら、その食品は買わないようにしましょう。

これを心がけるだけで、大腸がんや胃がん、その他のがんになる確率を減らせると考えられます。また、胎児が先天性障害になる確率も減らすことができると思います。

さらに、肝臓や腎臓の病気、免疫力の低下にともなう感染症、認知症や脳卒中になるリスクも減らせると考えられます。

また、危険性の低い合成添加物、たとえばクエン酸や乳酸、リンゴ酸、L－グルタミン酸Na、ビタミンA、C、Eなどのように、**もともと食品に含まれている成分を真似て化学合成したものでも、一度に大量に摂取したり、多くの種類を一度に摂取すると、中華料理店症候群に陥ったり、胃部不快感、下腹の鈍痛、歯茎や舌の刺激感などが生じることがあります。**

とくに添加物の多い食品としては、コンビニの弁当、パスタ、焼きそば、サンドイッチなどのほか、ケーキ類、菓子パンなどがあげられます。これらを買う際には原材料名をよく見て、添加物のできるだけ少ない製品を買い求めることをおすすめします。

なぜ、これほどがんになる人が多いのか

ところで、これまで添加物の害をいろいろ指摘してきましたが、そのなかでも最も怖いのは、いうまでもなく、がんです。

今はすべての日本人が、がんの脅威にさらされているといっていいでしょう。4人に1人ががんで死亡しているというまぎれもない事実があり、2人に1人ががんになっています。**私の知人でも、40代で肺がんや脳腫瘍で亡くなったり、50代で大腸がんや肝臓がん、子宮がんなどで苦しんでいる**人が何人もいます。

昔に比べてがんは治る病気といわれるようになりましたが、ひとたびがんを発症すれば、さまざまな検査を受けなければならず、そして手術、抗がん剤、放射線といった、つらい治療を受けなければなりません。

しかも、治療を受けたからといって、必ずしも生存できるという保証はないのです。

では、なぜこれほど、がんになる人が多いのでしょうか。

人間の体は、自然界からとれた食物に含まれる炭水化物、たんぱく質、脂肪などをうまく処理する能力を持っています。これら体の栄養になるものを消化して吸収し、エネルギーとして利用し、また、細胞の材料としているのです。消化されない食物繊維は、そのまま排泄しています。

ところが、化学合成物質は必要ないにもかかわらず、そのまま腸から吸収されてしまうものが多いのです。しかも、人間の体には、自然界に存在しない化学合成物質をうまく処理する能力が備わっていないのです。

そのため、そうした化学合成物質は「異物」となって、体中をめぐることになります。それらが、体のさまざまなシステムを乱し、さらには細胞をがん化させていると考えられます。その最たるものが、「10大食品添加物」なのです。

私は「10大食品添加物」を避け続け、69歳になっても病気知らず

人間が生きていくうえで、健康を維持していくことは最も重要なことの一つです。もし病気になって、入院するということになれば、治療費や入院費がかかりますし、仕事も休まなければならなくなります。

場合によっては、会社を辞めなければならなくなるかもしれません。会社は冷たいもので、役に立たなくなった社員は容赦なく切り捨てるでしょうから。

私は26歳のときに小さな新聞社に入社し、その翌年に退社してフリーの記者となって、雑誌や新聞などに記事を執筆するようになりました。また、本を出版することもできる

ようになり、そんな生活を続けて40年以上が過ぎました。

しかし、雑誌に記事が載らなくなれば収入はなくなりますし、本が出版できなければ印税は入ってこなくなります。そうなれば、生活はできなくなり、住居も失いかねません。

実際、預金通帳の残高が2万円くらいになったこともありました。そんな〝綱渡り的〟人生をずいぶん長く続けているわけです。

それでもなんとか生活してこられたのは、自分が健康だったからだと思っています。もし途中で病気になって長期入院などということになっていたら、こうして執筆が続けられていたかどうかは分かりません。

私がここまで入院することもなく、大病をすることもなくやってこられたのは、一つには食事に気を遣っていたからだと思っています。

とりわけ食品添加物には気を遣い、危険性の高い添加物を含む食品は、できるだけ買わないようにしてきました。

とくに「10大食品添加物」は、極力摂取しないように気をつけていました。また、第

3章で取り上げた危険性のある添加物も、できるだけとらないようにしてきました。

もちろんそれだけが、健康に生きてこられた理由とは思いませんが、やはり体にとって「異物」となり、肝臓や腎臓などにダメージを与える可能性があり、また細胞の遺伝子を変異させるかもしれない添加物をできるだけとらないようにすることは、体にとっての負担を少なくすることであり、よいことだったと考えています。

みなさんにも、充実した人生を最後まで送っていくために、まず「10大食品添加物」を避けるように心がけ、健康を維持していっていただければと思っています。

実験データ等の参考文献

「スクラロースの指定について」厚生労働省行政情報／「アセスルファムカリウムの指定について」厚生労働省行政情報／『第7版 食品添加物公定書解説書』谷村顕雄ほか監修、廣川書店刊／『食品添加物の実際知識 第3版および第4版』谷村顕雄著、東洋経済新報社刊／『がんになる人 ならない人』津金昌一郎著、講談社刊／『発がん物質事典』泉邦彦著、合同出版刊／『がんはなぜ生じるか』永田親義著、講談社刊／『既存天然添加物の安全性評価に関する調査研究―平成8年度厚生科学研究報告書―』厚生省生活衛生局食品化学課監修、日本食品添加物協会発行／『天然添加物の安全性に関する文献調査 平成3年3月』東京都生活文化局発行／『平成9年度委託調査報告書 天然添加物の安全性に関する文献調査 平成10年5月』東京都生活文化局消費者部計画調整室発行／『プロジェクト研究II 天然添加物の品質に関する研究 平成12年3月』東京都立衛生研究所発行／「添加物評価書サッカリンカルシウム」内閣府食品安全委員会作成／「農薬評価書(案)フルジオキソニル」食品安全委員会農薬専門調査会作成／「農薬・添加物評価書(案)アゾキシストロビン(第6版)」内閣府食品安全委員会作成／「農薬・添加物評価書(案)ピリメタニル」内閣府食品安全委員会作成／「農薬・添加物評価書(案)プロピコナゾール(第2版)」食品安全委員会農薬専門調査会作成

「IARC Monographs evaluate consumption of red meat and processed meat」WHO PRESS RELEASE No.240/「Sugar-and Artificially Sweetened Beverages and the Risks of Incident Stroke and Dementia: A Prospective Cohort Study」Stroke May 2017

著者略歴

渡辺雄二
わたなべゆうじ

一九五四年生まれ。栃木県宇都宮市出身。
千葉大学工学部合成化学科卒業。
消費生活問題紙の記者を経て、八二年にフリーの科学ジャーナリストとなる。
食品、環境、医療、バイオテクノロジーなどの諸問題を消費者の視点で提起し続け、
雑誌や新聞に執筆し、現在にいたる。
とりわけ食品添加物、合成洗剤、遺伝子組み換え食品に詳しい。
著書に『体を壊す10大食品添加物』
『体を壊す13の医薬品・生活用品・化粧品』(ともに幻冬舎新書)、
『新版 「食べてはいけない」「食べてもいい」添加物』(大和書房)、
『食品添加物の危険度がわかる事典』(KKベストセラーズ)、
『新版 加工食品の危険度調べました』(三才ブックス)、
『令和版 食べるなら、どっち!?』(サンクチュアリ出版)、
ミリオンセラーとなった『買ってはいけない』(共著、金曜日)など。

幻冬舎新書 732

食べてはいけない10大食品添加物

二〇二四年六月二十五日 第一刷発行

著者 渡辺雄二

発行人 見城 徹

編集人 小木田順子

編集者 四本恭子

発行所 株式会社 幻冬舎

〒一五一-〇〇五一 東京都渋谷区千駄ヶ谷四-九-七

電話 〇三-五四一一-六二一一(編集)

〇三-五四一一-六二二二(営業)

公式HP https://www.gentosha.co.jp/

ブックデザイン 鈴木成一デザイン室

印刷・製本所 中央精版印刷株式会社

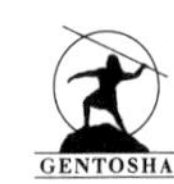

Printed in Japan ISBN978-4-344-98734-0 C0295

わ-6-3

＊この本に関するご意見・ご感想は、左記アンケートフォームからお寄せください。

https://www.gentosha.co.jp/e/

幻冬舎新書

五木寛之
シン・養生論

あす死ぬとわかっていても、するのが養生——。「歩行は足指10本をフルに使って」「誤嚥を防ぐ嚥下のコツ」他、90歳の壁を越えた現役作家が今も実践する㊙健康法。未来を創るケアの肝とは。

黒尾誠
腎臓が寿命を決める
老化加速物質リンを最速で排出する

腎臓の、リンの排出力が寿命を決めていた。ウインナーなどに多く含まれるリンは排出されないと老化加速物質となり、慢性腎臓病、動脈硬化の原因に。腎臓を強く保ち、長生きする方法を伝授。

東京慈恵会医科大学附属病院栄養部
濱裕宣　赤石定典
はじめての減塩

一般的な日本の会社員が一日に摂取するであろう15グラム超の塩分を、どうすれば7〜8グラムに抑えられるか。外食での注意点と、家庭での献立の考え方から味つけまで知恵と工夫が満載の一冊。

阪口珠未
老いない体をつくる中国医学入門
決め手は五臓の「腎」の力

中国の伝統医学で、腎臓だけでなく成長・生殖の働きも含み、生命を維持するエネルギーを蓄える重要な臓器である腎。腎の働きを解説しながら、２０００年以上の伝統を持つ究極の食養生法を紹介。

幻冬舎新書

中村仁一
大往生したけりゃ医療とかかわるな【介護編】
2025年問題の解決をめざして

誰もがピンピンコロリを願うが、それは1等7億円のジャンボ宝くじに当たるよりむずかしいこと。ならば老人はどうすればいいのか？　生き方、死に方についての意識が変わる、目から鱗の一冊。

中村仁一　久坂部羊
思い通りの死に方

現役医師2人が、誰も本当のことを言わない高齢者の生き方・老い方・逝き方を赤裸々に語り合った。医者の多くがなぜがんになるのか？　大往生は可能なのか？等々、生死の真実がわかる。

下重暁子
明日死んでもいいための44のレッスン

84歳の著者は人生にやり残したことがなく、死という体験が楽しみですらあるという。そんな著者が日頃から実践し、明日死ぬとしても後悔することがなくなるという44のレッスンを初披露。

遙洋子
老いの落とし穴

働き盛りの人にとって、自分の老後は常に他人事だが、そんな甘い考えは通用しないと著者はいう。老親を介護し、看取った著者が、その経験から後悔しない老後の迎え方を徹底論考する。